Ilona Ahrlich

Rheuma kann auch wieder gehen

BALANCE **erfahrungen**

Ilona Ahrlich

Rheuma kann auch wieder gehen

Vorbemerkungen

Rheuma – ein Leben im Teufelskreis?

Lange Zeit fing so mein Tag an: Schon beim Aufwachen werde ich an meinen körperlichen Zustand erinnert. Bereits die ersten Signale, die mein Gehirn am Morgen empfängt, heißen gewöhnlich Schmerz, Bewegungsschmerz. Die lange Ruhephase der Nacht lässt meine Gelenke starr und unbeweglich werden. Die erste Entscheidung dieses Tages muss getroffen werden: Schaffe ich es, trotz der Schmerzen aufzustehen, oder muss ich erst die bereits am Abend bereitgelegte Medizin einnehmen, um dann auf die Wirkung zu warten, die es mir ermöglicht, aus dem Bett zu kommen?

Das morgendliche wohlige Recken und Strecken im Bett, das von vielen Gesundheitsexperten als sehr bekömmlich empfohlen wird, schmerzt heftig, also doch eine Schmerztablette. Nach ungefähr einer halben Stunde – die Medizin ist zuverlässig und hat ihre Wirkung getan – versuche ich vorsichtig, mich auf die Beine zu stellen. Wie fühlen sich die Knie an, was machen die Füße? Schlurfe ich durch die Wohnung oder kann ich sie heute ordentlich voreinandersetzen? Sind die Knie schon so beweglich, dass ich in die Dusche steigen kann, fühle ich mich sicher genug auf den Beinen, um ohne Angst auszurutschen zu duschen?

Auch die Morgentoilette erfordert einige Anstrengungen, ebenso die Vorbereitung des Frühstücks, denn meine Hände und Arme sind ebenfalls noch etwas steif. Jede Bewegung verlangt eine neue Entscheidung: Strecke ich das Gelenk jetzt, damit der Schmerz im Laufe des Tages nachlässt, oder vermeide ich ihn und bewege mich so vorsichtig wie möglich, um den Schmerz für den Augenblick zu minimieren?

Nach dem Frühstück die üblichen Rheumamedikamente. Laut Beipackzettel sind sie möglichst nicht vor dem Essen einzunehmen, sonst könnten auch noch Magenschmerzen hinzukommen. Also alles gut dosieren. Erst dann kann der Alltag beginnen.

Alle Bewegungen gehen noch ein wenig langsam und mühselig vonstatten, denn die Medikamente vermindern zwar die Schmerzen erheblich, meine körperliche Mobilität wird durch sie jedoch nicht vollkommen wiederhergestellt. Vorsicht und Achtsamkeit sind daher bei fast jeder auszuführenden Handlung die Begleiter. Schnelle, spontane Bewegungen rufen Schmerz hervor. So werde ich kontinuierlich an meine Krankheit erinnert.

Rheumakranke Menschen stecken in einem Teufelskreis. Sie müssen sich immer wieder entscheiden: für das Aushalten des Schmerzes oder die Schmerzunterdrückung. Was ja heißt, entweder Schmerz oder Medikament. Also eine Entscheidung für Medikamente plus Nebenwirkungen oder aber keine Medikamente und die Befürchtung, dass die Schmerzen und die Schwellung an den Gelenken unerträglich werden. Beide Methoden bringen keine Heilung, aber gibt es Wege aus dem Teufelskreis?

Dieses Buch ist für Menschen geschrieben, die unter den mannigfachen Symptomen ihrer Rheumaerkrankung leiden und auf der Suche nach einem Ausweg oder einer Neuorientierung sind. Ich fasse die vielfältigen Bezeichnungen der rheumatischen Erscheinungen unter dem Begriff rheumatischer Formenkreis zusammen. Dabei lege ich mich nicht auf spezielle Krankheitsbezeichnungen mit ihren Ausprägungen fest, da die Symptome wie auch die Medikation trotz unterschiedlicher Benennung der Krankheit in vielen Fällen nur unwesentliche Unterschiede aufweisen. Sie werden in diesem Buch folglich keine exakten Definitionen der unterschiedlichen Krankheitsbilder finden. Sie werden Geschichten darüber finden, wie andere Rheumatiker mit ihrer Krankheit umgehen, welche Erfahrungen sie machen und welche Erfolge sie damit erzielen. Meine Hauptfragen für dieses Buch waren: Wie erleben andere Menschen diese Krankheit und wie gehen sie mit ihr um? Welche Strategien entwickeln und nutzen sie, um mit den Auswirkungen ihrer Erkrankung fertig zu werden? Welche Wege der Krankheitsbewältigung gehen sie?

Ich hatte in meinen eigenen Rheumajahren so viele »Du musst«-Empfehlungen gelesen und wollte auf keinen Fall neue hinzufügen. Stattdessen wollte ich, dass von Rheuma betroffene Menschen selbst über ihren Umgang mit dem Leiden sprechen, denn sie sind die Experten und Expertinnen. Das Leid beschränkt sich ja nicht allein auf den Körper und seinen Schmerz, es prägt den ganzen Menschen. Das wollte ich herausstellen, daher wählte ich die Form der Interviews, denn sie geben einen Einblick in die vielschichtige Problematik dieser Erkrankung.

Für einige ist der Weg geradlinig, sie wissen, wie sie vorgehen wollen. Andere wiederum stehen immer mal wieder an Wegkreuzungen und müssen sich aufs Neue entscheiden. Folgendes Zitat aus einem Interview mag das verdeutlichen: »›Der Mensch kann auch immer anders.‹ Dieses Motto hat mich sehr beeindruckt, und auf meine Krankheit bezogen könnte ich sagen, ich hätte vorher umsteuern können, ich bin ja schon länger erwachsen, aber ich war nicht nur nicht informiert, ich war auch nicht bereit und ich war auch nicht in der Lage. Jetzt aber bin ich es. Es ist spät, aber nicht zu spät und das ist das Schöne, ich fühle mich jetzt nicht allein körperlich geheilt, sondern auch psychisch.«

Wenn ich mit diesem Buch einen Beitrag dafür leiste, dass Menschen sich von dem einen oder anderen Bericht eines Gesprächspartners inspirieren lassen und eigene Ideen dafür entwickeln,

wie sie ihr »Rheumaleben« verändern, erleichtern und vielleicht die Krankheit auch stoppen können, dann ist mein größter Wunsch in Erfüllung gegangen.

Doch ich wünsche mir noch etwas: Aus eigener Erfahrung weiß ich, wie schwierig es für die Angehörigen und Freunde ist, zu verstehen, was mit ihrer Frau, ihrem Mann, Mutter, Vater, Freundin oder Freund geschieht. Sicher, sie zeigen Verständnis, aber schließlich sind es oft doch immer die gleichen Geschichten. Wer mag da noch zuhören? Und man selbst mag auch nicht immer wieder von den täglichen Schmerzen und Einschränkungen des Lebens erzählen. Rheumakranke ziehen sich oft aus dem Leben zurück, ständige Schmerzen und nach außen sichtbare Gelenkverformungen verstärken diese Tendenz. Vielleicht können die Schilderungen in den Interviews auch dazu beitragen, dass Angehörige und Freunde mehr über die tägliche Auseinandersetzung mit dieser Krankheit erfahren, sie besser verstehen und daher leichter mittragen können.

Meine Geschichte

Kurz nach der Geburt meines zweiten Kindes, ich war damals 27 Jahre alt, erkrankte ich. Es begann alles ganz schleichend. Meine Gelenke schwollen nur etwas an, dramatisch war das noch nicht. Die von mir konsultierten Ärzte hatten für die Symptome keine Erklärung. Monate später dann der erste heftige Rheumaschub. Ich war nicht mehr in der Lage, mein Kind selbst zu baden, und konnte kaum noch Fahrrad fahren. Die Brotscheiben für das Frühstück mit den Kindern musste mein Mann am Vorabend schneiden, denn morgens waren meine Gelenke besonders steif und kraftlos. Zwar war immer noch nicht klar, woran ich litt, aber mir waren bereits Rheumamedikamente verordnet worden. Damit begann meine Odyssee durch die verschiedenen Arztpraxen. Nach ungefähr drei Jahren wurde mir erstmals eine Diagnose gestellt. Das Ergebnis »pcP« (primär chronische Polyarthritis) wurde in einer Rheumaklinik ermittelt. Damals war ich sehr glücklich, denn endlich konnte ich beweisen, dass meine oft unerträglichen Schmerzen real waren, sie hatten jetzt einen Namen bekommen und wurden damit auch anerkannt. Noch wichtiger aber war, dass ich durch die Diagnose wieder Hoffnung auf eine Besserung meines Zustandes schöpfen konnte.

Wieder zu Hause beschritt ich den für viele Rheumatiker oft üblichen Weg: Kortison, Goldspritzen (medizinisch anerkannte Basistherapie bei Rheuma) und schmerzstillende Rheumamedikamente. Auf Anraten eines in der Fachwelt sehr anerkannten Orthopäden sollte ich mich mehreren Operationen unterziehen. Alle meine Gelenke waren von Rheuma befallen. Eine Operation der Gelenke – durchgeführt in einem Zeitraum von ungefähr 18

Monaten –, so versprach der Orthopäde mir damals, würde eine große Verbesserung meines Gesamtzustandes bewirken. Da ich, obwohl noch sehr jung, bereits dem Bild eines in der Fachliteratur als exemplarisch dargestellten Rheumatikers entsprach, hatte dieser Arzt während einer Untersuchung sein Personal dazugerufen. Ich diente als lebendes Unterrichtsmaterial, das es wert war, vorgeführt zu werden. Alles ließ ich geduldig über mich ergehen, innerlich aber war ich entsetzt über das unsensible Verhalten des Arztes.

Diese Art, vorgeführt und beguckt zu werden, erschreckte mich zutiefst, dann kam Verzweiflung über meinen Zustand. Mir wurde plötzlich bewusst, dass ich mich bis jetzt mit meinen Schmerzen irgendwie arrangiert hatte, ohne meiner äußeren Erscheinung viel Beachtung zu schenken. Nun sah ich: Meine Gelenke waren geschwollen und teilweise deformiert. Zusätzlich hatten sich vom Kortison tiefe Dellen in den Oberschenkeln gebildet. Abgesehen von den Schmerzen trug also auch die äußere Form meines Körpers eindeutige Kennzeichen. Mein Anblick schockierte mich zutiefst. Was ich sah, war viel schlimmer als nur unschön und entsprach absolut nicht meinem Bild von einem ästhetischen Körper.

Doch es hatte dieser drastischen Behandlung bedurft, damit sich in mir ein großes Nein entwickeln konnte. Nein, so wollte ich nicht weitermachen und auch nie wieder behandelt werden! Heute bin ich diesem Arzt fast dankbar, denn seine Behandlung brachte für mich den Wendepunkt. Die empfundene Erniedrigung und die Empörung darüber, wie ich zur Schau gestellt worden war, waren meine Rettung aus dem bisherigen Geschehen. Nach und nach entwickelte ich den Mut, die Medikamente abzusetzen, immer mit der Angst und dem Zweifel im Nacken: Und was ist, wenn die Ärzte doch recht haben? Allerdings hatte ich feststellen müssen, dass sich trotz Kortison, Goldspritzen und Schmerzmedikamenten keine Verbesserung meines Zustandes einstellen wollte, das stärkte meine Entschlusskraft. Darum begann ich nach Alternativen zu forschen und probierte sehr viel aus. Manches erwies sich als gut, anderes musste ich aufgeben, da es sich als nicht effektiv herausstellte.

Ich habe das natürlich nicht ganz allein geschafft. Es waren immer wieder, außer meiner Familie, auch Freundinnen, mit denen ich meine Lage besprechen konnte und die mich periodenweise in diesen Prozessen begleiteten.

Meine schlechte Erfahrung mit dem Orthopäden hat mich nicht dazu veranlasst, alle Ärzte zu meiden, doch sie brachte mich dahin, mich neu zu orientieren. Nach einiger Zeit des Suchens fand ich dann wunderbare Ärzte und Heilpraktikerinnen, denen ich mich anvertrauen konnte und die mir auf meinem Weg sehr geholfen haben.

Verzweifelt war ich oft darüber, dass der Bewegungsschmerz so lange anhielt. Auch wenn ich den Eindruck hatte, schon recht beschwerdefrei zu sein, und den Schmerz im Alltag nicht mehr spürte, stieß ich doch immer wieder an Grenzen. Die Starre in meinen Gelenken ging sehr tief. Sobald ich mich auf den Boden legte, um meine täglichen Übungen zu machen, war ich wieder mit ihr konfrontiert. Die Rückeroberung meiner Beweglichkeit war mühsam. Ich musste lernen zu unterscheiden: Ist dieser Schmerz jetzt ein Rückfall in das rheumatische Geschehen oder ist es nur der Schmerz, der natürlicherweise auftritt bei dieser Wiedererlangung meiner Beweglichkeit?

Trotz der Hilfen, die ich bekam, fühlte ich mich im Alltag oft hilflos und allein und den Schmerzen ausgeliefert. Mit wem sollte ich über diese Dinge sprechen, wer konnte das verstehen, wer mochte das überhaupt hören? Ich glaube, das ist es, was viele Rheumatiker erleben. Wer mag ihnen nach so vielen Jahren noch zuhören, schließlich sind es doch immer die gleichen Geschichten. Sie alle berichten von den täglichen Schmerzen und Einschränkungen.

Seit ich vor etwa 30 Jahren an Rheuma erkrankte, habe ich mich mit dem Thema Krankheit und Gesundheit intensiv auseinandergesetzt, denn ich war auf der Suche nach Hilfe: Ich wollte nicht nur, dass es mir besser ging, ich wollte wieder gesund werden. Die meisten Bücher, die ich über Rheuma las, bestätigten mir schon auf den ersten Seiten, dass die Ärzte mit ihrer Prognose wohl recht hatten. Andere wiederum versprachen, wenn ich den Imperativ des Buches befolgte, wäre ich geheilt. Ich probierte aus, was in den Büchern stand, hielt mich an das geforderte »Du musst«. Doch die Heilungserfolge, die in diesen Büchern aufgeführt waren, stellten sich bei mir so nicht ein. Vielleicht hatte ich doch etwas falsch gemacht, etwas Wesentliches übersehen?

Ich machte mir Vorwürfe: Warum funktioniert bei mir nicht, was anderen anscheinend recht mühelos gelingt? Hatte ich nicht genug Ausdauer, fehlte mir der Glaube an eine Verbesserung meines Zustandes oder wollte ich ihn vielleicht genauso aufrechterhalten? Ich begann mich für andere Bücher, die sich nicht schwerpunktmäßig mit dem Thema Rheuma befassten, zu interessieren. In dieser Literatur ging es nicht um die Heilung einer spezifischen Erkrankung, sondern um das Erreichen von Gesundheit und Wohlbefinden ganz im Allgemeinen – damit fühlte ich mich wohler.

Nur sehr langsam, und begleitet von Unsicherheit und Angst, wuchs in mir die Überzeugung, dass es den Königsweg zur Wiedererlangung der Gesundheit nicht gibt. Ich hatte so lange vergeblich danach gesucht, hatte gedacht, was für andere richtig und gut ist, müsse auch mir helfen. Gleichzeitig misstraute ich der Prognose der Ärzte, die Krankheit schritte unaufhaltsam voran, alles würde noch viel schlimmer kommen und es wäre nur eine Frage der Zeit, bis ich mich in den Rollstuhl setzen müsste. Es dauerte, bis ich verstand: Ich muss mir selbst vertrauen, muss selbst herausfinden, was mir guttut und was mir nicht zuträglich ist. Es war eine mühevolle Zeit und oft habe ich an der Richtigkeit meines Tuns gezweifelt. Doch inzwischen bin ich dankbar dafür, dass ich durchgehalten habe. Seit Jahren bin ich frei von Medikamenten, meine Gelenke sind wieder schlank und beweglich.

Während ich die Abschriften der Gespräche mit den anderen von Rheuma betroffenen Menschen las, stellten sich bei einigen Passagen viele Erinnerungen und Fragen ein. Wie war das eigentlich damals bei mir? Habe ich das auch so erlebt oder war es doch ganz anders?

An einigen Stellen empfand ich heftige Empörung über das, was mir erzählt worden war. Zum Beispiel über die Behandlungsweise, die einige Interviewte während ihres Suchens nach einer Diagnose über sich ergehen lassen mussten.

Um diese Gefühle und Gedanken nicht sofort wieder aus dem Blick zu verlieren, hatte ich stets einen Schreibblock neben mir liegen. Ich schrieb auf, was ich fühlte. So hatte ich die Möglichkeit, mir meine Notizen zu einem anderen Zeitpunkt mit mehr Ruhe nochmals anzusehen und darüber nachzudenken.

Vielleicht geht es Ihnen ähnlich. Vielleicht haben auch Sie den Wunsch, Ihre Gefühle, Ihre ganz eigenen Erinnerungen, die während des Lesens aktiviert werden, direkt zu notieren. Ich reserviere Ihnen im Anschluss eines jeden Kapitels Raum dafür. Alternativ können Sie sich auch ein Notizheft zulegen und dort Ihre Gedanken festhalten. Die Geschichten anderer Menschen helfen, die eigenen Gefühle wahrzunehmen oder sich ihrer wieder zu erinnern – sie sind es wert, notiert zu werden.

Ihre Gedanken, Ihre Notizen

Individuelle Umgangsweisen
Interviews mit Rheumakranken

Vorgehensweise

Nachdem ich Klarheit über Form und Vorgehensweise für dieses Buch erlangt hatte, machte ich mir Gedanken darüber, wo ich Menschen finden könnte, die rheumatisch erkrankt sind, und wie ich sie dann für ein Interview gewinne. Meine anfängliche Sorge, dass es schwierig werden würde, Gesprächspartner zu finden, erwies sich als unbegründet. Als ich anfing, mit Menschen über mein Projekt zu sprechen, stellte ich fest, dass viele Menschen jemanden kennen, der an Rheuma leidet. Ich kann sagen, die Interviewpartner und -partnerinnen fielen mir einfach zu. Dafür ein Beispiel: Ich kam mit der Friseurin ins Gespräch und erzählte ihr von meinem Vorhaben. Sie erwiderte: »Ich habe eine Bekannte, der geht es wirklich nicht gut, die hat Rheuma.« Daraufhin bat ich die Friseurin, mit ihrer Bekannten über mein Projekt zu sprechen und zu fragen, ob ich Kontakt zu ihr aufnehmen dürfe oder ob sie mich anrufen würde.

Auf ähnliche Weise stellte ich immer den Erstkontakt mit Interviewpartnern her. Ich wollte sicher sein, dass die Menschen ausreichend Zeit hatten, darüber nachzudenken, ob sie wirklich für ein Interview bereit sind.

An dieser Stelle möchte ich all meinen Interviewpartnern und -partnerinnen danken. Ich rechne es ihnen sehr hoch an, dass sie mir ihr Vertrauen schenkten, sehr bereitwillig über ihre Erfahrungen mit der Krankheit sprachen und mir alle meine Fragen beantworteten, auch dann, wenn es ihnen nicht unbedingt leichtfiel. Entweder weil das Gespräch in ihnen Emotionen weckte oder weil ihre Erzählungen einfach sehr privat waren. Alle Interviews fanden in der Wohnung der Gesprächspartner statt. Sie ließen mich als »Fremde« in ihre Privatsphäre hinein.

Ich habe allen an Rheuma erkrankten Interviewpartnern Anonymität zugesichert. Daher sind ihre Namen geändert.

Für die Interviews mit den Ärzten und Heilpraktikerinnen nahm ich direkt Kontakt auf. Ich rief in der jeweiligen Praxis an, stellte mich und mein Projekt vor und bat um ein Interview. Meinen ganz herzlichen Dank dafür, dass ich keine Absage bekam, dass ich auch hier auf Bereitwilligkeit stieß, trotz der knapp bemessenen Zeit dieser Menschen. Hier war es nicht notwendig, die Namen der befragten Fachleute zu ändern.

Warum überhaupt die Form des Interviews? Es ging mir nicht allein darum, in Erfahrung zu bringen, wie der Krankheitsverlauf der Einzelnen war und welche medizinischen Möglichkeiten sie gesucht und gefunden haben. Ich hatte eine Menge Fragen, die ich gerne beantwortet haben wollte. Aus meiner eigenen Geschichte war mir bewusst, dass viele Bereiche des Lebens von einer Krankheit beeinflusst werden. Es sind nicht nur der tägliche Schmerz und die damit verbundenen Behinderungen und Einschränkungen. Es sind auch die damit einhergehenden Gefühle, die bewältigt werden müssen. Die Reaktionen der Angehörigen und Freunde auf die Rheumaerkrankung sind sehr unterschiedlich – damit und mit vielem anderen heißt es zurechtzukommen. Über all diese unterschiedlichen Erlebnisse wollte ich die Menschen erzählen lassen.

Meine Abschlussfrage in den Interviews lautete stets: »Was würden Sie, mit Ihrem heutigen Wissen, einem Menschen raten, der vor ein paar Tagen die Diagnose Rheuma erhielt?« Die Antworten und Tipps der Interviewpartnerinnen und -partner habe ich zusammengefasst und separat aufgeführt. So, glaube ich, wird das Phänomen des unterschiedlichen Umgangs mit der Erkrankung noch deutlicher, noch pointierter.

Auch die Fachleute wie Rheumatologen und Heilpraktiker vertreten unterschiedliche Meinungen über die Krankheit. Hier wollte ich wissen: »Was denken Sie, wie entsteht Rheuma Ihrer Meinung nach? Glauben Sie, dass die Erkrankung heilbar ist? Welche Empfehlungen geben Sie für den Umgang mit ihr?«

Ich habe insgesamt 15 Interviews geführt, davon 9 mit Menschen, die an Rheuma erkrankten, und 6 Interviews mit Fachleuten. Um das Thema Heilbarkeit oder Unheilbarkeit etwas anschaulicher und vielfältiger darzustellen, habe ich noch Beispiele aus der Literatur hinzugefügt. Mir ist bewusst, dass die Resultate dieser geringen Anzahl von Interviews natürlich den wissenschaftlichen Anforderungen qualitativer Forschung nicht genügen. Aber darum ging es mir ja auch nicht. Ich habe die Interviewpartner und -partnerinnen nach dem Zufallsprinzip ausgewählt. Die Ergebnisse will ich, ohne wissenschaftlichen Anspruch geltend zu machen, beschreiben.

Interviews

Karin B. (56) ist selbstständige Tai-Chi- und Qigonglehrerin, sie lebt zwischen Bremen und Nienburg auf dem Lande. Zwei Jahre lang hat sie sehr unter ihrer Krankheit gelitten. Während dieser Zeit hat sie gelernt, ihrem Körper zu vertrauen. Sie hat eigenständig, auch gegen den Willen der Ärzte ihre Medikamente reduziert und letztlich vollkommen abgesetzt. Die anfängliche Angst, dass es zu Rückfällen kommen könnte, hat sie inzwischen bewältigt. Sie betrachtet sich als geheilt. Zwar gibt es noch kleine Probleme, doch die sind ihrer Meinung nach eher eine Folgeerscheinung der Erkrankung und der Medikamente.

An die beginnenden Symptome kann ich mich noch gut erinnern. Es war Dezember, abends fühlte ich mich ständig unwohl. Dann bin ich auf die Idee gekommen, mal meine Temperatur zu messen. Ja und dann stellte ich fest, dass ich abends immer leichtes Fieber hatte. Das Zweite, was sich immer über Nacht einstellte, waren wahnsinnige Kopfschmerzen, sodass ich dachte, ich werde wahnsinnig. Vor allem, weil ich Kopfschmerzen nur ganz selten hatte, war das natürlich völlig verwirrend für mich, ich konnte damit überhaupt nichts anfangen. Außer, dass ich die Idee hatte, dass mein Halswirbel verschoben sein könnte. Mein Hund hatte mich umgerissen, dabei war ich gestürzt und auf mein Gesicht gefallen. Das war so meine Idee und Erklärung für die Kopfschmerzen, aber der Bezug zum Fieber, der war mir unklar und sonst tat mir ja auch nichts weh. Also da war dieses leichte Fieber jeden Abend und wahnsinnige Kopfschmerzen, vor allem im Hinterkopf, die gingen runter bis zum Nacken.

Von Dezember bis März habe ich mich gequält, niemand wusste etwas. Ich habe drei verschiedene Ärzte aufgesucht. Einen Homöopathen, einen traditionellen chinesischen Arzt und eine Schulmedizinerin – und alle drei wussten nichts. Auch sie kriegten keine Verbindung zwischen den Kopfschmerzen und dem Fieber. Sie waren eigentlich alle hilflos. Ich habe homöopathische Mittel bekommen, der chinesische Arzt hat es mit Tees versucht und die Schulmedizinerin hat erst mal gar nichts gemacht, außer dass sie mich zu einem Rheumatologen schickte. Ich ging also zu einem Rheumatologen, aber mit dem bin ich nicht klargekommen. Der hat mir drei Möglichkeiten an den Kopf geschleudert: »Entweder Sie werden so geheilt oder Sie nehmen Kortison oder Sie gehen zu meinem Kollegen, der macht es auf Naturbasis.«

Seine Diagnose, die er mir telefonisch mitteilte, hieß: Erkrankung an einer Hepatitis B sowie Verdacht auf eine rheumatische Erkrankung. Nach dieser Telefonauskunft bin ich in den tiefsten Abgrund gestürzt. Ich hatte eine solche Sorge, dass ich schon viele Menschen angesteckt habe. Mir selber war völlig unklar, woher ich das haben sollte. Dann die Schuld und die Scham, die in mir hochkamen. Ich fand es eine Unverschämtheit, eine solche Diagnose einem Patienten mal eben in der Mittagspause vor den Bug zu knallen. Ich fand den Mann unmöglich und darum konnte ich da auch nicht wieder hingehen. Ich habe kein Kortison genommen und zu dem Kollegen bin ich ebenfalls nicht gegangen. Mit diesem Befund habe ich mich dann wieder an meine Hausärztin gewandt, sie jedoch bezweifelte die Diagnose – so waren wir nicht klüger als vorher.

Zu all dem kam noch das Problem, dass ich seit Dezember 15 Kilo abgenommen hatte. Ich magerte stark ab und konnte nicht mehr laufen, jeden Tag weniger, bis ich zum Schluss nur noch die zwei Schritte vom Sofa bis zum Tisch gehen konnte. Ich war so schwach, ich fühlte mich dem Tod so nah und es war mir alles egal. Ich fühlte mich wie die Kameliendame: Ich schwinde dahin. Das alles empfand ich aber nicht als Problem, das wirkliche Problem für mich war meine Familie. Die hämmerten immer auf mich ein: Du musst zum Arzt, du musst ins Krankenhaus! Und ich hatte dem auch nichts mehr entgegenzusetzen. Tatsächlich wurde es jeden Tag schlimmer.

Dann plötzlich hatte ich auch noch so eine Attacke im linken Arm, die ich aber auch nicht zuordnen konnte. Dass es ein Schlaganfall war, habe ich dann erst später begriffen, erst als ich im Krankenhaus einen zweiten Schlag bekommen habe, und das aufgrund dieser Erkrankung, die im Kopf angefangen hat. Im Nachhinein bin ich auch ganz böse auf die Schulmediziner, denn keiner hat mich darüber aufgeklärt, dass diese verdickte Schläfenarterie, die ich ja schon länger hatte, sehr plötzlich zur Erblindung führen kann. Das ist dann von alleine wieder weggegangen, aber die Kopfschmerzen sind geblieben. Es war eine sehr schlimme Zeit.

In dieser Zeit rief mich zufällig eine mir befreundete Ärztin an. Nachdem ich ihr meine momentane Situation geschildert hatte, riet sie mir, mich unverzüglich stationär untersuchen zu lassen: »Du musst ins Krankenhaus gehen, damit du erst mal eine Diagnose hast.« Sie hat mir das Klinikum Minden empfohlen. Sie kannte mich und sagte, dass meine Seele in dem Klinikum Hannover unterginge, da sei es einfach zu groß für mich. Mein Sohn wohnt in Minden, darum passte mir das ganz gut. Da bin ich dann im März hingekommen, in einem sehr desolaten Zustand.

Ich konnte nicht mehr laufen, ich war zu schwach zum Laufen und ich hatte diese wahnsinnigen Kopfschmerzen. Dann haben die mich, wie man so schön sagt, in die Mühle genommen. Es war ganz schlimm für mich, es war ein Alptraum, denn ich war doch so schwach. Aber nach zei Tagen hatten die tatsächlich die Diagnose: Polymyalgia – rheumatischer Vielmuskelschmerz.

Mir war und ist bis heute noch unklar, wann und wie das angefangen hat. Ich habe dann viel darüber gelesen. Meine Mutter ist Mitglied in der Rheuma-Liga, und in den Zeitungen der Rheuma-Liga stehen viele gute Informationen. Bei mir war es sicher zu Anfang eine Vaskulitis (Gefäßentzündung), die im Kopf angefangen hat. Die Polymyalgie ist eine leichte Form der Vaskulitis. Meine Arterien waren entzündet, deswegen waren meine Blutwerte auch so schlecht und deswegen waren auch alle Muskeln betroffen. Aber für das Problem in den Beinen wusste keiner eine schlüssige Erklärung; ob es da einen Zusammenhang gibt, konnte keiner mit Bestimmtheit sagen. Doch sie haben vermutet, dass ich schon früher etwas gehabt haben muss. Weil ich aber so viel Tai-Chi und Qigong gemacht habe, denn ich bin Tai-Chi- und Qigonglehrerin, ist es nie zum Tragen gekommen, ich jedenfalls hatte es nie bemerkt. Erst als ich dann ganz plötzlich nur noch gelegen habe, muss sich das extrem verschlimmert haben, sodass ich in beiden Beinen oben an den Schenkeln Arterienverschlüsse hatte. So ist wohl auch zu erklären, dass ich kaum noch laufen konnte. Die Ärzte haben mir gleich im Mai einen Termin für eine Bypassoperation gegeben. Das haben sie alles gemacht, ohne mich zu fragen.

Ich war völlig überfordert mit der Situation und ich habe es nicht machen lassen. Ich hatte keinen Puls mehr in den Füßen, das war alles sehr extrem, und sie wollten mir nicht glauben, dass ich davon vorher nichts gemerkt hatte, also keine Probleme hatte. Hatte ich aber nicht. Man muss einfach in die Norm passen, sonst ist man ganz schlecht dran im Krankenhaus. Der Oberarzt und der Stationsarzt haben zwei Stunden auf mich eingeredet, um mich zu überzeugen, dass ich Kortison nehmen müsse. Ich habe ihnen erzählt, weswegen ich glaube, dass es nicht gut für mich ist, aber ich war zu schwach, um Widerstand zu leisten, und es ging mir so schlecht, dass ich gesagt habe: Ja, in Gottes Namen. Ich muss das wohl jetzt machen, es nützt ja nichts, denn so kann ich auch nicht mehr leben. Ich hatte ja zwei Monate versucht, es selber in den Griff zu bekommen, jetzt war ich am Ende und bereit, die Verantwortung abzugeben.

Dann jedoch fingen sie an, mir sehr große Mengen Kortison zu spritzen; das war alles viel zu viel für meinen Körper, aber ich konnte ihnen das nicht begreiflich machen. Ich war der Situation hilflos ausgeliefert.

Nach 14 Tagen ging es mir dann besser, die Medikamente hatten sofort gegriffen. Ich konnte noch nicht laufen, da ich aber ein sehr disziplinierter Mensch bin, habe ich trotz allem sofort mit dem Lauftraining begonnen. Dann eines Tages passierte es, ich habe einen zweiten Schlaganfall bekommen – den ersten hatte ich ja zu Hause, ihn aber damals nicht als solchen eingeordnet. Ich bin unverzüglich auf die Intensivstation gekommen und sie haben die Kortisondosis sofort hochgesetzt, völlig gegen meinen Willen. Ich habe dann gemerkt, die Einstellung der Ärzte ist, immer in die höchste Sicherheit zu gehen.

Nach einer Woche auf der Neurologie kam ich zurück auf die rheumatologische Station. Da war ich sehr froh, denn hier hatte ich einen Stationsarzt, der sich die Zeit genommen hat, meine Bedenken gegenüber der Schulmedizin wenigstens anzuhören, das fand ich sehr wohltuend. Dort waren sie offen für solche Sachen wie Qigong, konnten es aber aus behördlichen Gründen nicht einführen. Der Professor war schon froh darüber, dass er gerade eine halbe Psychologenstelle einrichten konnte. Ich musste noch eine weitere Untersuchung über mich ergehen lassen. Klar war, dass ich am Kopf und an den Beinen irgendwie dicht war, darum wollten sie mit einem Kontrastmittel auch noch mein Herz untersuchen. Das war ein sehr übler Eingriff, mein Blutdruck hat anschließend durchgedreht, aber ich habe es überstanden. Ich denke, die Gefahren, auch bei den ganzen Untersuchungen, waren für mich teilweise härter als die Krankheit selber.

Nach fünf Wochen Krankenhaus war ich dann wieder zu Hause. Der nächste Untersuchungstermin stand noch offen, sollte aber noch im Mai sein. Also habe ich mir gesagt, jetzt wird erst mal bis Mai trainiert. Ich bin dann angefangen, mit den Hunden zu laufen, zuerst 100 Meter und jeden Tag ein bisschen mehr. Es hat furchtbar geschmerzt, außerdem war ich ja noch zu schwach, es war schon richtig schlimm. Neben dem Kortison musste ich auch noch MTX (Methotrexat, Krebstherapeutikum, wird auch als Antirheumamittel eingesetzt) einnehmen und hatte viele unangenehme Begleiterscheinungen wie Haarausfall, und mein ganzer Körper war aufgeschwemmt. Ich bin dann zu dem Entschluss gekommen, ich brauche Ruhe, erst mal ganz viel Ruhe, muss das alles verdauen, ich mache ein Jahr Unterrichtspause.

Also traf ich die Entscheidung: Ich rufe sie alle an, die bei mir Unterricht machen, und ich sag ihnen, so und so ist das. Ich mache jetzt ein Jahr Pause, dann melde ich mich wieder, drückt mir die

Daumen, dass es mir dann besser geht. – Doch dieser Entschluss brachte mich in eine ganz große Krise. Wie finanziere ich mich ein Jahr lang ohne Einkünfte? Mein Mann und ich, wir hatten zwar aufgrund meiner Situation vor einem Jahr geheiratet, aber wir hatten weiterhin getrennte Kassen. Außerdem war ich es gewohnt, selbstständig zu sein, ich war immer selbstständig gewesen. Ich hatte Gott sei Dank etwas Geld gespart, es war nicht viel, aber davon habe ich dann gelebt. Ich habe einfach tief in mir gespürt, ich brauche dieses Jahr der Genesung, und ich wusste, dass es jetzt ganz wichtig ist, diesem Gefühl zu vertrauen.

Ich hatte im Krankenhaus schon angefangen, auf der geistig-seelischen Ebene mit mir zu arbeiten. Die Krankheit anzunehmen und zu schauen: Was ist das, was will sie mir sagen? Habe mich dann auch um die Astrologie gekümmert, habe auch da Zusammenhänge und Erklärungen für meinen Zustand finden können. Mein Zustand war zu bezeichnen als »stirb und werde«. Und so fühlte ich mich auch. Ich brauchte für meine Genesung zu der Zeit keinen Druck von außen. Ich brauchte einfach Ruhe und die Möglichkeit, mich hinzulegen, wenn ich müde war, denn allein das Training strengte mich schon an, da blieb wenig Kraft für andere Aktivitäten.

Meine Entscheidungen waren alle richtig. Dass ich mich wichtig genommen habe, das war es, was mein Leben vollkommen verändert hat. Die Erkenntnis, ich habe immer die anderen an die erste Stelle gestellt, habe mich selber immer zuletzt gesehen und jetzt geht es um mich. Ich bin das Wichtigste, alles andere kommt danach. Das wurde mein Hauptmotto. Ich habe dann festgestellt, dass meine Krankheit auch ein Thema meiner nicht nach außen selbstbewusst vertretenen Weiblichkeit ist. Ich fühle, was für mich richtig ist, aber die anderen, hauptsächlich die Männer, wissen es besser und ich muss mich ihnen beugen. So habe ich mich auch oft im Krankenhaus gefühlt und dagegen habe ich mich gewehrt, leider aber zu oft vergeblich.

Eine ähnliche, sehr belastende Erfahrung musste ich dann auch später noch machen. Ich ging ja noch regelmäßig zur Nachkontrolle in die Klinik und musste mich dabei auch immer in der neurologischen Abteilung untersuchen lassen. Es war Mitte des Jahres, es ging mir noch nicht wirklich gut und ich litt weiterhin unter den Nebenwirkungen der Medikamente. Ich fuhr dort ganz fröhlich hin, so nach dem Motto: Ist alles okay, was soll schon mit meinem Kopf sein, das hat alles nur noch mit der Nachwirkung der Krankheit und eben mit den Medikamenten zu tun – davon war ich fest überzeugt. Und dann wurde ich untersucht und dann rannten sie alle zusammen und es gab ein großes Geschrei. Sie sagten mir, sie hätten mit ihren Geräten festgestellt, dass die vorderen Arterien, die in die Arme gehen, alle dicht seien, und ich müsste sofort dableiben.

Ich stürzte wieder in einen Abgrund, aber ich konnte nicht bleiben, mein Mann war verreist. Ich war in Panik, bin aber nach Hause gefahren, habe dort alles geregelt und bin dann zwei Tage später wieder hin. Dann haben sie die Untersuchung gemacht, die sie auch vorher schon machen wollten, aber wieder davon abgekommen waren: eine Kopfuntersuchung mit Kontrastmittel. Das ist mir nicht gut bekommen, ich hatte danach Sehstörungen. Anschließend wurde mir gesagt, da ist nichts. Ich passte wieder nicht in die Norm, die Geräte hatten etwas angezeigt, was gar nicht vorhanden war. Das war natürlich eine bittere Pille, eine so üble Untersuchung über mich ergehen zu lassen und nicht gut behandelt zu werden von den Ärzten. Das hat mich sehr frustriert, dass ich das noch mal durchmachen musste.

Ich habe mich dann weiter mit dem seelischen und geistigen Hintergrund meiner Krankheit auseinandergesetzt und dadurch wurde ich in meinem Umgang mit der Erkrankung immer sicherer. Je weniger Kortison ich genommen habe, desto klarer wurde ich wieder. Bei der nächsten Nachuntersuchung unterrichtete ich die Ärzte von meinem Vorhaben, die Kortisonmenge zu reduzieren. Auch hier wieder großes Geschrei: Das dürfe ich auf keinen Fall, und wenn doch, dann nur ganz langsam! Danach erzählte ich ihnen, dass ich es bereits getan hatte.

Irgendwann gab es mal eine Gelegenheit, bei der ich zu einem Arzt sagen konnte: »Es war alles falsch, was Sie gemacht haben.« Daraufhin hörte ich den Satz: »Ja, wir Ärzte sind auch nur Menschen und können uns mal irren.« Dieser Satz hat mir den Mut gegeben, auch das MTX zu reduzieren und letztlich ganz abzusetzen. Meine Sichtweise vom Immunsystem ist eben anders als die der Schulmedizin. Ich habe es ihnen dann mit denselben Worten mitgeteilt, die ich von ihnen gehört hatte: »Ich möchte das gerne so machen, weil ich der Meinung bin, als Patient kann ich mich ja auch mal irren, genau wie Sie. Aber ich leide ja darunter. Sie schicken mich hier weg. Ich muss das Medikament nehmen, ich habe mir den Magen kaputtgemacht, weil ich es nicht vertragen konnte. Es ist ja mein Problem, wenn ich später wieder mit einer höheren Dosis anfangen muss.«

Das alles hat mich immer weiter in die Richtung gebracht, mir selber zu vertrauen, und ich habe alles abgesetzt. Ich bin nur noch meiner inneren Stimme gefolgt; je mehr ich von den Drogen runterkam, desto besser ging es mir. Den einzig guten Rat bekam ich von meiner Freundin, der Schulmedizinerin: Du musst trainieren, trainieren! Das habe ich auch getan. Bin angefangen, den Unterricht wieder aufzunehmen. Allerdings nicht in dem Maße wie vor der Erkrankung, denn ich wollte denselben Fehler nicht noch einmal machen.

Bei der Nachuntersuchung im Januar waren meine Untersuchungsergebnisse alle wunderbar und dann habe ich den Ärzten erzählt, was ich getan habe, dass ich alle Medikamente bereits abgesetzt habe. Ich sagte ihnen auch, dass ich ab jetzt nicht mehr zu den regelmäßigen Kontrolluntersuchungen kommen würde, dass ich sie für überflüssig hielt, weil ich mich okay fühlte. Der Oberarzt jedoch bat mich, auch weiterhin noch regelmäßig zu kommen. Er fände meinen Fall so interessant und würde ihn gerne weiter verfolgen können. Gut, habe ich gedacht, mein Sohn wohnt in Minden, dann verbinde ich das. Außerdem hat mir auch der Gedanke gefallen, ich könnte vielleicht ein Fitzelchen dazu beitragen, dass sich im Denken der Ärzte etwas verändert. Vielleicht in die Richtung, es geht auch anders. Denn ich bin da das »Wundertier«. Vielleicht können sie für die Patienten auch Maßnahmen schaffen, die mehr mit Eigenverantwortung zu tun haben, und die Psyche des Patienten mehr berücksichtigen, also auch die Psychologen mehr einsetzen. Der Patient, der mit einer katastrophalen Diagnose konfrontiert wird, muss schließlich all das irgendwie verarbeiten.

Für mich war das ziemlich unfassbar, ich konnte es überhaupt nicht begreifen, wie man von einem Tag auf den anderen, ohne Vorwarnung, eine solch schwere Erkrankung haben kann. Die Ärzte haben gesagt, das ist normal, das überfällt einen so. Es wurde mir auch gesagt, dass es heilbar ist, nur der Zeitraum ist die Frage. Und dass die Medikamente, die ich nehmen muss, nicht meiner Heilung dienen, sondern nur eine Eindämmung sind. Deswegen war mir auch klar, dass ich selber etwas tun muss. Und ich war wütend auf die Ärzte, weil sie etwas mit mir gemacht haben, was ich so nicht wollte. Klar war ich zu Anfang froh, im Krankenhaus zu sein, dass ich etwas zu essen bekam und mich um nichts kümmern musste. Erst mal war es eine Erholung. Aber dann fing es schon an, dass ich mich permanent über das Verhalten einiger Ärzte geärgert habe. Ich war wütend darüber, meinen Wert als Mensch zu verlieren und nur noch ein Fall zu sein. Es fiel mir sehr schwer, mich so mies zu fühlen, vom Kortison aufgeschwemmt zu sein, nicht mehr ich zu sein, ohne etwas daran ändern zu können. Es war auch merkwürdig, alle versicherten mir, es sei gar nicht so schlimm, man sehe es kaum. Doch das stimmte nicht. Wenn ich in den Spiegel sah, konnte ich ja sehen, es war doch so schlimm.

Ich hatte von Anfang an Wut, weil ich ja wusste, das Rheuma hat einen tieferen Sinn, es ist nicht einfach so, dass es mich zufällig überfallen hat. Dann kamen auch wieder Phasen der Angst, ich hatte mich so weit von mir entfernt durch die Krankheit, durch die Medikamente und die Bevormundung der Ärzte. Natürlich auch immer wieder die Angst vor den Ergebniswerten der nächsten Untersuchung. Ich habe die Abhängigkeit gehasst! Wenn ich danach wieder ein bisschen Vertrauen zu meiner inneren Stimme entwickelte, wurde mir das gleich wieder zerstört. Auch durch meinen Mann. Wenn ich ihm erzählte, dass es mir seltsam ginge, möglicherweise weil ich die Medikamente reduziert hatte, reagierte er mit Angst. Er meinte, ich müsse die Kortisondosis sofort wieder erhöhen. Er vertraute mehr den Ärzten als mir, allein aus der Befürchtung, es könnte mir wieder schlechter gehen. Mein Sohn war natürlich auch sehr besorgt, auch er hatte große Angst, mich zu verlieren. Dabei waren es tatsächlich nur meine Wahrnehmungen auf der feinstofflichen Ebene, aber solche Empfindungen kannte ich vorher nicht, und wen sollte ich auch darüber befragen? Also, verwirrt war ich ganz oft, ich war ja plötzlich gezwungen, mich mit unendlich vielen neuen, mir unbekannten Situationen und Gefühlen auseinanderzusetzen.

Mit der Zeit wurde dann alles etwas leichter. Auch meine Familie wurde jetzt gelassener, denn sie wurde nicht mehr ständig von der Angst um mein Leben gequält. Sie hatte die ganze Zeit über ja wirklich viel verkraften müssen. Zeitweise war ich auch richtig wütend auf meinen Mann. Er hat mich nicht gehätschelt, nicht gefragt: Ach, wie geht es dir denn heute?, sondern er hat knallhart reagiert, ließ mich muckeln. So in dem Sinne: Die macht das schon. Später dann, nachdem ich »Mut und Gnade« von Ken Wilber gelesen hatte, habe ich es verstanden und auch richtig gefunden. Er hat mich daran gehindert, in die Rolle der nur Kranken zu schlüpfen, eine, die ihre Beachtung nur noch über die Krankheit findet. Diese Gefahr ist sehr groß, und manchmal habe ich das wie eine Verlockung empfunden. In dem Moment jedoch, wo ich ihn brauchte, war mein Mann auch da, das werde ich ihm nie vergessen. Also ich kann schon sagen, dass ich in meiner schlimmsten Zeit viel Liebe erfahren habe. Ich bin sehr dankbar dafür, dass ich so wertvolle Erfahrungen gemacht habe. Gerade am Anfang der Erkrankung, als es mir so schlecht ging, haben so viele Leute mir geschrieben und mir Mut gemacht, mir gezeigt, wie sehr sie mich mögen und wie wertvoll meine Arbeit war und dass sie die Übungszeit mit mir vermissen, meinen

Rückzug aber akzeptieren. Also ich habe eine Welle von Liebe erfahren und das hat mir so gutgetan, vor allem weil ich auf dem Gebiet ein so großes Manko hatte.

Danach trat eine Phase ein, die ist wirklich interessant. Der Alltag kehrte zurück. Doch ich konnte es gut aushalten, hatte ja auch genug mit mir selber zu tun. Ich habe mich mit meiner Vergangenheit auseinandergesetzt. Ich hatte so viele schmerzhafte Erlebnisse aus meiner Kindheit verdrängt. Dabei ist auch der Missbrauch, den ich erlebt hatte, mir wieder ins Bewusstsein gekommen. Ich habe meine Träume aufgeschrieben und mit mir gearbeitet und auch mit Freunden darüber gesprochen. In der Zeit habe ich auch mit der Homöopathie angefangen und hatte dann in der Homöopathin eine direkte Ansprechpartnerin für die Gefühle und Zustände, die in mir hochgekommen sind. Insgesamt habe ich das gut gefunden, aber eben auch schwierig. Man fällt heraus aus der Funktionalität, wird so überempfindlich, eben auch gegenüber dem eigenen Mann. Anfangs habe ich wegen jeder Kleinigkeit geweint, und mich weinen zu sehen, das konnte er einfach nicht aushalten.

Ich hatte ja auch immer noch mit meinem Köper zu tun und sah meine Aufgabe darin, mit ihm zu arbeiten, um zu sehen, dass ich vielleicht eine Chance habe, da wieder ganz rauszukommen. Es nützte doch nichts, über die Schmerzen zu jammern, wenn ich lief. Ich habe oft dabei gebrüllt, geschrien und ich fand es gemein, aber es nützte nichts. Ich habe den Schmerz dann einfach ertragen, er gehörte zu meinem Leben dazu. Ich kann heute eben nur so weit laufen und dann muss ich mich hinsetzen, morgen wird es vielleicht schon anders und weiter sein. Sich mit einer Beeinträchtigung zu arrangieren, würde ich das nennen.

Heilung ist inzwischen für mich ein ganzheitliches Geschehen, das von meinem Geist ausgeht und so den Körper beeinflusst. Das erlebe ich auch immer wieder. Sobald ich energetisch oder gedanklich in alte Geschichten zurückgehe, habe ich wieder Schmerzen. Also mir war bewusst, dass die Aufarbeitung meiner Vergangenheit mit all den schmerzhaften Aspekten wichtig ist, um mich wirklich langfristig davon zu befreien. Ich hatte schon vorher diese Sichtweise, aber durch die Krankheit hat sie sich nochmals vertieft und erweitert. Dazu kam selbstverständlich auch die Frage, was ich jetzt in meinem Leben machen will, was gehört noch zu mir und was muss ich zukünftig unterlassen? Natürlich ist auch die Frage der Ernährung immens wichtig für meine Genesung. Es gibt schon viel zu tun, aber ich habe auch viel mehr Geduld entwickelt, auch was meine körperlichen Symptome angeht.

Natürlich, jetzt ist es leichter, Geduld zu haben. Die Probleme, die ich noch habe, die haben sich ganz stark verändert, inzwischen ist ja alles recht gut. Heute bin ich fast dankbar dafür, dass ich diese Krankheit bekommen habe, denn sie hat mich durch die ganzen Tiefen meines Seins geschickt. Alle Themen meines Lebens, die noch nicht erledigt waren, sind aus meinem Unterbewusstsein ins Bewusstsein gekommen und daraus wachse ich jetzt hervor. Mir geht es geistig gesehen viel besser als vorher. Ich habe nicht mehr so viele Ängste und meine Sicht aufs Leben hat sich gewandelt. Ich genieße das Leben mehr. Bin mehr im Hier und Jetzt. Ich denke, für mein Leben war es folgerichtig, dass ich genau diese Krankheit bekam. Durch sie war ich gezwungen, mich mit mir und meinem Leben auf eine Weise auseinanderzusetzen, wie ich es ohne sie nie getan hätte. Durch diese neue Sichtweise öffnet sich einfach ein Tor. Ich habe viel mehr Verständnis, fühle viel mehr Liebe, zu mir und auch zu anderen Menschen.

Ihre Gedanken, Ihre Notizen

MARTIN H.: Seit ich nicht mehr »sauer« bin, geht es mir gut

Martin H. (67) übte den Beruf des Viehhändlers aus. Er ist verheiratet und lebt mit seiner Frau nahe Diepholz. Schon als Jugendlicher litt er an Rückenschmerzen und seit vielen Jahren leidet er unter Arthrose. Vor längerer Zeit wurde er durch eine Fernsehsendung auf die Arthrose-Selbsthilfe aufmerksam und wurde dort aktives Mitglied. Durch diese Gruppe hat er seine frühere Auffassung, dass Arthrose weder beeinflussbar noch heilbar sei, radikal verändert. Seit er seine Ernährung den Erkenntnissen dieser Gruppe entsprechend umstellte, fühlt er sich sowohl körperlich als auch psychisch gestärkt. Es geht ihm gut und er hat große Zuversicht hinsichtlich einer weiteren Verbesserung seines Gesundheitszustands, denn er weiß sich auf dem Weg der Heilung.

Also ich habe keine so genauen Erinnerungen daran, wann das mit den Rückenschmerzen anfing. Mag sein, dass es schon 1950 war, ich bin 1938 geboren, da war ich also gerade mal 12 Jahre alt. Konkrete Erinnerung habe ich noch an meinen Unfall 1958. Nach der Behandlung blieb mein linkes Bein 1,5 Zentimeter kürzer. Einige Zeit danach habe ich dann, nicht als Folge der Verkürzung, sondern als Folge des Unfalls, Wetterfühligkeit in meinem linken Bein gespürt, das war 1959/60. Ende der neunziger Jahre, ich hatte immerhin schon 40 Jahre rheumatische Beschwerden und unzählige Arztbesuche hinter mir, ja irgendwann hieß es dann, das ist Gonarthrose (degenerative Gelenkerkrankung). Nach dem, was man mir sagte, soll das eine Arthrose an allen möglichen Gelenken sein. Also zu einer Diagnose ist es wahrhaftig nicht früh gekommen, deswegen hat man ja so viel rumlaboriert. Angefangen mit dem Ratschlag, gleich nach meinem Unfall: »Das ist gar nicht so schlimm. Kümmere dich nicht darum, das gleicht sich in der Hüfte wieder aus.« Es ist schon unglaublich, wie man sich in die Irre führen lassen kann. Ich habe später feststellen müssen, dass genau dieser Hüftausgleich zum Verschleiß der Lendenwirbel geführt hat. So sehr, dass ein paar Bandscheiben in meinem Lendenwirbelbereich gar nicht mehr vorhanden sind. Ich hatte zeitweise, jetzt aber schon lange nicht mehr, unwahrscheinliche Rückenschmerzen. Ab und zu trat der Ischiasschmerz auf, immer mal wieder, und zwar so, dass ich mich selbst im Bett kaum bewegen konnte. Wenn ich versuchte aufzustehen, dann war das nur möglich, wenn ich meinen Körper aus dem Bett rollte – aber auf den Beinen zu bleiben, das war gar nicht so einfach. Später bekam ich dann Spritzen, aber richtig mit geballter Kraft. Da habe ich allerdings sehr bald erkannt, dass zwar die Schmerzen betäubt werden, ich wieder wie früher arbeiten konnte, aber gut konnte das nicht sein. Damals musste ich ja noch arbeiten, musste also so schnell wie möglich wieder aus dem Bett raus.

Irgendwann kam die Erkenntnis, die Beine müssen wieder gleich lang werden. Das hieß, ein Ausgleich an den Schuhen musste her, 1,5 Zentimeter, und das war gar nicht so leicht, denn zuerst musste der Absatz des linken Fußes erhöht werden und noch nicht die ganze Sohle. Jetzt, seit ungefähr 12 bis 13 Jahren, werde ich gut betreut von Schuhmachern und orthopädischen Fachleuten. Ja, meine Kreuzschmerzen sind auch wirklich weniger geworden. Dass ein paar meiner Bandscheiben nicht mehr da sind, habe ich ja bereits erwähnt. Aber im Laufe der letzten Zeit hat sich etwas Wunderbares ereignet. Zwischen den Rippen, an beiden Seiten im Lendengebiet, haben sich zuckerhutähnliche Knorpel gebildet. Ein Orthopäde hat mir das so beschrieben, dass sie die gleiche Funktion haben, wie vorher die Bandscheiben gehabt haben. Das war der Grund, dass ich diese Schmerzen immer wie ein Durchzucken, wie einen Blitz erlebt habe, was einem Ischiasschmerz gleichkommt. Allerdings bekam ich zunehmend mehr Schmerzen in den Knien, bis ungefähr vor drei Jahren. 1990 konnte ich kaum noch laufen und musste eine Meniskusoperation an meinem linken Knie vornehmen lassen. Das Knie ist wieder hergestellt worden, allerdings habe ich nie die Qualität des Gehens erreicht, die ich vorher hatte. In den folgenden Jahren hat sich die Arthrose dann so weiterentwickelt, dass ich Angst hatte, nicht wieder hochzukommen, wenn ich mich mal hingekniet hatte. Inzwischen war ich ja raus aus dem Arbeitsprozess, da war also nicht mehr dieser Druck, schnell wieder funktionsfähig sein zu müssen.

Was wirklich negativ ist, sind diese unangenehmen Begleiterscheinungen, die im strengen Sinne mit der Erkrankung nichts zu tun haben. Wenn man mit diesen Beschwerden zum Arzt oder auch Orthopäden geht und dann immer nur dieselbe Auskunft bekommt: Ja, das ist Arthrose und Arthrose ist ein Gelenkverschleiß und dieser Gelenkverschleiß wird fortschreiten, denn Arthrose ist nicht heilbar, ein Knorpel kann sich nicht erneuern – dann glaubt man das. Und während man das glaubt und es von Jahr zu Jahr schlimmer wird, die Schmerzen zunehmen, die Bewegungsmöglichkeiten immer weiter zurückgehen, kommt man zu der schlimmen Überzeugung, dass es nun einmal nicht mehr zu ändern ist. Dass man sich damit abfinden muss, auch wenn man es eigentlich nicht will, dass das Altern bei einem persönlich so früh einsetzt. Wenn man dann ältere Herrschaften sieht, die sich noch gut bewegen können, die noch Sport machen können, dann fühlt man sich schon sehr schlecht. Und wenn man junge Leute oder Sportler sieht, dann denkt man: Wie kann das gehen, dass die sich so bewegen können? Man hält es nicht für möglich, dass man es selbst mal so konnte. Natürlich habe ich das auch so gekonnt, aber sehr schnell, sehr früh nur mit Einschränkungen. Da man zu der Grundüberzeugung gekommen ist, dass man bestimmte Dinge einfach nicht mehr machen kann, wie z.B. eine mehrtägige Busreise mit Besichtigungsprogramm, hat sich die Qualität des Lebens stark verändert. Gut, ich kann natürlich mit meiner Frau wegfahren, auf eigene Art und Weise können wir uns dann fortbewegen, nur muss immer Rücksicht auf mich genommen werden.

Lange Zeit bin ich auf der Jagd gewesen, etwas Definitives von den Ärzten zu hören, aber Genaueres habe ich bis heute nicht erfahren. Die Ärzte sind immer gegen den Schmerz vorgegangen, aber aus heutiger Sicht kann ich sagen, gegen die Ursache als solche haben sie nichts getan, das wurde immer so am Köcheln gelassen. Dass mir letztendlich geholfen werden könnte, davon ist wohl keiner ausgegangen. Es sei denn, indem ich unters Messer gekommen wäre und ein neues Kniegelenk bekommen hätte.

Ich kann allerdings nicht sagen, dass sich die Ärzte keine Zeit für mich genommen haben, sie haben mir schon viel Zeit gewidmet. Oft habe ich beim Arzt gesessen und gedacht: Menschenskind, der kann die anderen Patienten doch nicht so lange warten lassen. Im Rahmen ihrer Vorgaben haben sie mich korrekt behandelt. Für meine Genesung hat das allerdings nicht ausgereicht. Deswegen hat sich mit der Zeit auch eine gewisse Resignation bei mir eingestellt. Auf der anderen Seite muss ich sagen, auf meiner privaten, da hatte ich großes Glück, meine Frau ist vollkommen auf mich eingegangen. Ich kann mir keine bessere Partnerin wünschen, sie hat nur Rücksicht auf mich genommen. Bei meinem Sohn war das schon anders. Der hatte mit seinen 30 Jahren keinen Schimmer davon, was mich quälte. Von ihm kam auf einem gemeinsamen Spaziergang schon Kritik: »Mensch, Vater, du musst dich mal ein bisschen zusammenreißen. So wie du gehst, das ist ja wohl nicht nötig.« Und als ich dann die fünf Treppen zu ihm in die Wohnung ging, meinte er noch sagen zu müssen: »Du hast so eine schlechte Kondition, du musst dich aber mal ein bisschen flotter machen.«

Die Reaktionen auf die Erkrankung beschränken sich ja nicht auf die Familie. Meine Frau und ich, wir waren zu einer kleinen Feierlichkeit bei Freunden eingeladen. Wir hatten anfangs abgesagt, weil mich ein schmerzhafter Hexenschuss plagte. Unvorhergesehen ging es mir dann besser und darum sind wir, zwar etwas später, doch noch hingefahren und haben sehr gut zu Abend gegessen. Einige Zeit danach fingen die Leute an zu tanzen und dann fing auch ich an, mich langsam im Rhythmus zu bewegen. Nachdem ich damit begonnen hatte, waren die Rückenschmerzen weg, ich kannte das schon aus anderen Situationen. Als ich dann richtig in Form war, haben die anderen gesagt: »Guck dir mal den an, der hat erst abgesagt, weil er so krank ist, das kann man doch nicht glauben.« Ja, habe ich gedacht, so gehen die anderen damit um. Aber das fällt mir nicht schwer, wenn andere Leute glauben, ich hätte vorher die Unwahrheit gesagt. Ich bin von zu Hause Viehhändler, Viehhändler haben den Ruf zu betrügen, mit der Hypothek musste ich immer leben. Ich konnte ehrlich sein und es glaubte auch keiner, das macht mir nichts aus. Ja, man wird schon manchmal von den anderen in ihrer schäbigen, liebevollen Art gehänselt und getriezt. Von einigen wirst du sarkastisch belächelt, weil du dich auf einmal besser bewegen kannst, als du es gesagt hast. Andere wiederum meinen: »Beweg dich mal ein bisschen!«, und so weiter und so fort. Das ist ja dieses gesellschaftliche Spiel, damit muss man umgehen.

Gut, aber ich denke und hoffe sehr, dass ich jetzt den richtigen Weg für mich gefunden habe. Seit ich Kenntnis von der Arthrose-Selbsthilfe habe, geht es mir viel besser. In den drei Broschüren der Arthrose-Selbsthilfe steht so viel drin, was ich persönlich so gut nachvollziehen konnte, dass ich unverzüglich ohne Schwierigkeit meine Ernährung umgestellt habe. Ich habe innerhalb weniger Wochen eine solche Form von Heilung erlebt, dass ich selber nur staunen kann und hoffe, dass ich noch weitere Heilung vor mir habe. Ich habe meinen Körper durch die neue Ernährungsform systematisch entsäuert. Dass da etwas bei mir im Argen war, konnte ich auch sofort nachvollziehen. Meine Eltern haben mir, solange ich denken kann, gesagt: »Junge, du musst gut essen, damit du stark wirst.« Wir sind hier auf dem Lande groß geworden. Wenn wir Klassentreffen haben, sagen meine ehemaligen Schulkameraden heute noch: »Bei euch gab es immer Bratkartoffeln oder Knipp (aus fettem Schweinefleisch) im Winter«, also immer sehr deftiges, fettes Essen. Ich brauche für meine Krankheit meine Psyche nicht zu bemühen, die mag auch eine gewisse Rolle spielen, doch bei mir war es die Physis. Seit ich nicht mehr »sauer« bin, geht es mir gut. Ich kann jetzt, ohne vorher trainiert zu haben, große Strecken schwimmen. Und das, obwohl ich mich seit 15 Jahren nicht mehr im Wasser bewegt habe. Oder ich fahre jetzt auch bei kaltem Wetter eine 50-Kilometer-Strecke mit dem Fahrrad. Das macht mir einfach Spaß.

Ob meine Erkrankung irgendwann zu einem ganz natürlichen Stillstand kommt, vermag ich nicht zu beurteilen. Der Gesamtheilungsprozess soll, nach Information der Leute, die das hinter sich haben, in ähnlicher Weise wie ich, etwa zwei Jahre dauern. Ich hoffe, dass ich innerhalb dieser zwei Jahre voll vom Rheuma geheilt sein werde. Vor längerer Zeit war ich mal in der Nervenklinik. Dort wurde gerne der Spruch zitiert: »Der Mensch kann immer auch anders.« Dieses Motto hat mich sehr beeindruckt, und auf meine Krankheit bezogen könnte ich sagen, ich hätte vorher umsteuern können, ich bin ja schon länger erwachsen, aber ich war nicht nur nicht informiert, ich war auch nicht bereit und ich war nicht in der Lage. Jetzt aber bin ich es. Es ist spät, aber nicht zu spät und das ist das Schöne, ich fühle mich jetzt nicht allein körperlich geheilt, sondern auch psychisch.

Es könnte allerdings auch noch eine ganz andere, viel tiefere Ursache für meine wunderbare Veränderung geben. Ich bete, ich bete jeden Morgen – und vielleicht ist zu überlegen, ob nicht dieses Gebet der tatsächliche Grund und die neue Ernährung das Ergebnis dieses Gebetes ist.

Ihre Gedanken, Ihre Notizen

Helga D. (31) lebt zusammen mit ihrer Mutter in der Nähe von Bremen. Sie kann ihren Beruf als Friseurin nicht mehr ausüben, da sie aufgrund ihrer Erkrankung den täglichen Arbeitsbelastungen nicht mehr gewachsen ist. Die Krankheit zwingt sie, ein für ihr Alter untypisches, ruhiges, geregeltes und von vielen Einschränkungen geprägtes Leben zu führen.

Meine gesundheitlichen Probleme fingen schon vor 14 Jahren an, da war ich gerade mal 15 oder 16 Jahre alt. Ich hatte Kopfschmerzen, war sehr leicht müde und hatte so allgemeine Krankheitserscheinungen. Es wurde jedoch nie richtig festgestellt, was das ist. Immer wurden nur die einzelnen Symptome behandelt. Mit den Jahren wurde es dann deutlich massiver und schlimmer mit den Kopfschmerzen, und mit dem Magen hatte ich auch Probleme, also eine Magenschleimhautentzündung, und dann eben diese ständige Müdigkeit und Abgeschlagenheit, einfach so ein allgemeiner Erschöpfungszustand. Hinzu kam noch, dass ich Probleme mit meinem viel zu niedrigen Blutdruck hatte. Ich war bei vielen verschiedenen Ärzten, aber es ist nie jemand darauf gekommen, dass alle Symptome zu einer Krankheit dazugehören. Bis dann, vielleicht nach fünf Jahren, bei einer Untersuchung stark erhöhte Rheumafaktoren festgestellt wurden. Das wurde dann über einen längeren Zeitraum kontrolliert. Es wurden immer wieder Blutuntersuchungen vorgenommen, um festzustellen, ob ein grippaler Infekt oder Ähnliches vorweggegangen war. Aber die Werte blieben konstant erhöht. Also wurde ich zu einem Rheumaspezialisten überwiesen. Dieser Arzt hat dann die spezielle Krankheit LE, Lupus erythematodes (fressende Flechte), festgestellt. Als ich bei dem Rheumatologen war, hatte ich schon die für diese Krankheit typische Flechte, na ja, es ist ja auch eine Hauterkrankung. Diese Schmetterlingsflechte im Gesicht und am Hals war ein großes Ekzem, das aussah wie ein Feuermal. Angefangen hatte es mit kleinen Punkten, die immer größer wurden und sich auf den ganzen Körper ausbreiteten und stark juckten. Da ist es dann richtig offensichtlich geworden, dass es diese Krankheit ist. Beim Facharzt war vom Aussehen der Haut eigentlich schon klar zu erkennen, was ich habe.

Jetzt werde ich von drei Ärzten betreut: von dem Rheumatologen, der eben nur die Rheumaerkrankung behandelt; dann gehe ich zu einem Internisten und zusätzlich zu einem Schmerztherapeuten. Denn das schlimmste Problem habe ich immer noch mit den Kopfschmerzen, ja, das ist so das Schlimmste. Bevor die Migräneanfälle behandelt wurden, haben sie manchmal eine ganze Woche angehalten.

Jetzt komme ich ganz gut klar damit. Der Schmerztherapeut ist nah an meinem Wohnort, sodass ich ihn im Notfall auch schnell erreichen kann. Vorher war ich aufgrund dieser Schmerzen schon einmal im Krankenhaus. Dort hatten sie dann einen Verdacht auf einen Hirntumor geäußert. Das hat sich aber Gott sei Dank nicht bestätigt. Dann hatte ich auch noch Drüsenfieber und eine Leberentzündung, all das wurde separat behandelt, hatte aber auch alles schon mit der Krankheit zu tun.

Ich war in den Jahren mindestens bei zehn verschiedenen Ärzten. Schlimm fand ich, dass es von einigen Ärzten auch so aufgefasst wurde, als wenn das alles eine Spinnerei, also eine Einbildung von mir ist, als ob ich nur keine Lust zum Arbeiten hätte. In der Art, dass ich ihnen mit meinen Problemen einfach etwas vorlüge.

Es stimmte zwar, dass ich kaum noch arbeiten konnte, aber mit Sicherheit nicht, weil ich keine Lust dazu hatte. Ich hatte es ja versucht, ich hatte einen 25-Stunden-Vertrag, habe es dann sogar wieder mit 38 Stunden versucht, doch es ging einfach nicht, ich habe es nicht durchgehalten. Ich bin ja Friseurin, musste also den ganzen Tag stehen und ich war mit so vielen verschiedenen Menschen zusammen. Die Belastung war einfach zu viel für mich. Wenn ich dann nach Hause kam, musste ich mich sofort hinlegen und habe bis zum nächsten Morgen geschlafen. Mir ist aufgefallen, seit ich die Krankheit habe, dass bei so ganz normalen Auseinandersetzungen, die ein »normaler« Mensch, sag ich mal in Anführungsstrichen, so abschüttelt, da fühle ich mich gleich, als ob man mir ans Leder geht. Also ich nehme das so ernst und ich mache mir unendlich viele Gedanken darüber. Dieses Sich-ständig-angegriffen-Fühlen hängt vermutlich auch ein bisschen mit der Krankheit zusammen.

Während der Zeit kam noch hinzu, dass ich auch privat stark belastet war. Meine Oma ist sehr krank geworden und es sah so aus, dass sie nicht mehr alleine wohnen konnte. Meine Mutter und ich, wir wohnten damals im vierten. Stock. Wir haben uns dann eine Wohnung im Erdgeschoss gesucht und sind umgezogen, um meine Oma bei uns aufzunehmen und zu pflegen. Ich liebe meine Oma sehr und hänge sehr an ihr, also ich hatte auch Angst um sie. Diesen ganzen Belastungen war ich einfach nicht gewachsen. Ich habe dann oft am Arbeitsplatz gefehlt. Außerdem ist meine Chefin mit ihrem Geschäft umgezogen, sodass ich es nicht mehr mit dem Fahrrad erreichen konnte, und einen Führerschein habe ich nie gemacht. Ja, dann haben wir uns auf einen Auflösungsvertrag geeinigt. Aber ich habe auch gedacht, dieser ganze Ärger auf der

Arbeit, der macht mich noch kränker, als ich schon bin. Das hatte auch der Rheumatologe bemerkt; der hatte mich darauf angesprochen, ob irgendwas an meinem Arbeitsplatz nicht stimmt. Die Ärzte haben ja auch einen Blick dafür.

Jetzt verläuft mein Leben sehr geregelt und das finde ich auch sehr schlimm. Morgens aufstehen, dann frühstücken und mit den Hunden spazieren gehen. Seitdem ich nicht mehr arbeite, ist der Tag recht lang. Dann jeden Abend zu Hause bleiben müssen, fernsehen oder etwas basteln. Ich kann ja nicht wie früher mal eine ganze Nacht wegbleiben. Sobald ich irgendwo anders bin, also nicht mehr diesen normalen Tagesablauf habe, wenn irgendetwas aus dem Rahmen fällt, geht es mir grundsätzlich nicht gut. Also so, dass ich schon nirgendwo mehr hingehe. Ich habe Angst davor, wenn ich woanders schlafe oder irgendetwas mache, was ich eben nicht jeden Tag mache, dass es mir dann schlecht geht. Also, das kann ich nicht mehr, einfach beschließen, so jetzt habe ich Lust, hier oder dort mal hinzugehen. Da unterscheide ich mich eben sehr von anderen Menschen und darüber bin ich auch ziemlich traurig. Ich muss alles gut planen, spontan geht natürlich überhaupt nichts, denn ich muss ja immer alle meine Medikamente bei mir haben. Aber auch abends einfach zu einer Party gehen, geht eigentlich auch nicht mehr. Natürlich auch, weil ich keinen Alkohol mehr trinke, seit ich die ganzen Medikamente nehme. Meine Ernährung habe ich auch vollkommen umgestellt, ich habe auch früher nicht viel Fleisch gegessen, jetzt aber überhaupt nicht mehr. Also essen kann ich nicht alles, was die anderen essen. Das finde ich teilweise schon sehr, sehr schlimm.

Aber in Wahrheit hat das alles schon viel früher angefangen. Ich habe auch damals in der Schule schon große Probleme mit meinem Selbstwertgefühl gehabt. Durch die Krankheit ist das dann nur noch stärker geworden. Es kamen von Zeit zu Zeit immer mal wieder Depressionen, und Angst hatte ich eigentlich auch immer schon, ich bin eben ganz leicht aus der Bahn zu werfen. Damals hat mir ein Arzt eine Gesprächstherapie verschrieben, das hat eigentlich auch ganz gut gewirkt, aber eben nicht so lange angehalten, es gab immer mal wieder Einbrüche und so richtig gut war es eigentlich nie. Als dann die Krankheit ausbrach, habe ich nochmals zwei Jahre lang eine Therapie gemacht. Ich glaube schon, dass mir das geholfen hat. Es war gut, mit jemandem zu reden, der das alles verstehen konnte.

Mit meinen Freunden rede ich fast gar nicht über meine Krankheit, auch nicht über meine vielen Ängste. Die können sich sowieso nicht viel darunter vorstellen. Auch auf der Arbeit habe ich nur gesagt, dass ich krank bin, das wurde dann einfach so zur Kenntnis genommen. Ich denke, für die Leute ist Krankheit im Prinzip nur etwas, was man auch von außen sehen kann. Ein gebrochenes Bein oder so etwas. Aber innere Krankheiten, die sieht man nicht unbedingt. Das ist bei mir ja auch so. Außer an bestimmten Tagen, wenn es mir richtig schlecht geht, wenn man es auch in meinem Gesicht sehen kann. Aber ansonsten habe ich das Gefühl, das wird von vielen Menschen wirklich nicht für voll genommen. So ganz beiläufig habe ich das schon mal erzählt, dass ich so vieles nicht mehr kann. Wenn ich dann eingeladen wurde, aber abgesagt habe, weil es einfach nicht ging, dann habe ich schon auch gehört: »Nimm doch eine Tablette, und dann kommst du trotzdem mit.«

Inzwischen kann ich auch damit etwas besser umgehen. Auch mit meiner Krankheit habe ich mich abgefunden, das ist jetzt schon normal, gehört eigentlich schon zu mir dazu. Doch das war im Anfang, als ich die Diagnose bekam, ganz anders. Da war ich ziemlich fertig, hatte das Gefühl, jetzt ist alles gelaufen, das war mein Leben eben. Ich hatte auch schon vor der Krankheit gedacht, dass ich keine große Zukunft habe. Ich war ja schon immer ein bisschen so, ich hatte von klein auf schon Lebensangst. Also auch früher schon immer Angst. Dann, als ich älter wurde, jugendlich war, kam da noch die Perspektivlosigkeit hinzu. So das Gefühl: Was soll es, mit 30 ist eh der Vorhang gefallen. So ungefähr, also schon immer ein bisschen depressiv veranlagt. Eigentlich jetzt auch noch, immer ein bisschen depressiv. Als dann die Krankheit ausbrach, war ich zwar verzweifelt, aber eben auch nicht wirklich erstaunt, weil mein Leben immer so schwierig war, und dann kam diese Perspektivlosigkeit ja auch noch dazu.

Aber in der ersten Zeit, als ich dann wusste, welche Erkrankung ich habe, habe ich auch viel geweint. Ich habe mir gleich so richtig vorgestellt, dass ich nicht mehr laufen kann, dass ich im Rollstuhl sitze. Und dann habe ich auch noch in den Medizinbüchern meiner Mutter rumgeblättert. Habe immer die Prognosen gelesen, wie die Krankheit ohne Behandlung verlaufen kann, also auch, dass sie durchaus zum Tod führen kann. Anschließend habe ich Angst gekriegt, dass das alles ausarten könnte. Ich habe mich da schon richtig reingesteigert und mich verrückt gemacht. Irgendwann habe ich dann aber gesagt, dass die Medizin heute ja schon relativ gut ist und dass eine solche Erkrankung, wie ich sie habe, eben auch behandelt werden kann. Vorausgesetzt natürlich, dass ich regelmäßig in Behandlung bin und die Tabletten immer richtig auf meinen gesundheitlichen Zustand eingestellt sind – dann müsste das eigentlich in den Griff zu kriegen sein.

Das denke ich auch heute noch. Die Medizin forscht ja immer weiter, vielleicht kommt ja eines Tages etwas auf den Markt, womit man die Krankheit ganz heilen kann. Also darauf hoffe ich schon, dass es eines Tages etwas gibt, was das Ganze aufhalten kann. Im Moment ist das ja nicht der Fall, aber es kann ja irgendwann doch kommen.

Dann glaube ich auch manchmal, wenn sich irgendwie etwas in mir oder in meinem privaten Leben ganz wesentlich verändert, wenn ich vielleicht irgendwann meinen richtigen Weg gefunden habe, dass es dann vielleicht ganz weg ist und ich geheilt bin. Dass der Körper sich selber heilt. Denn eine Krankheit kommt ja, soweit ich das nachvollziehen kann, vom Körper selbst. Dass die Krankheit nicht durch äußere Einflüsse entsteht, sondern der Körper das selber von innen her auslöst, und dass das dann im umgekehrten Fall auch wieder von selber weggehen kann.

Ihre Gedanken, Ihre Notizen

BEATE J.: Alles hat sich verändert

*Beate J. ist Anfang 60 und lebt mit ihrem Mann in einem kleinen
Ort zwischen Bremen und Nienburg. Sie arbeitet als Angestellte
in der Praxis ihres Mannes im Bereich ganzheitlicher energetischer Medizin. Sie leidet nur noch sporadisch unter den Schmerzen und Einschränkungen ihrer Erkrankung. Allerdings muss sie
ihr Leben sehr bewusst leben, muss sehr auf ihre Ernährung achten und darauf, dass sie möglichst wenig in Kontakt mit schad-
stoffbelasteten Substanzen kommt.*

Ich war Chemikerin und hatte in Forschungslabors gearbeitet,
wo ungeschützt mit Chemikalien umgegangen wurde. Später habe ich mit meiner Familie in einem Haus gewohnt, in dem viele
Holzschutzmittel verarbeitet waren, viel PCP (Pentachlorphenol; giftiger organischer Stoff) und andere ähnliche Substanzen.
Vermutlich habe ich da den Grundstein gelegt für meine Geschichte.

Das Haus hatten wir 1980 von einer Arztfamilie gekauft. Mein
Mann ist Arzt, wir haben dort unsere Praxis eingerichtet und
auch dort gewohnt. Der Arzt, von dem wir das Haus erworben
hatten, war an einer MS (Multiple Sklerose; Verhärtung von Organen und Geweben) erkrankt. Das hätte uns schon vor dem
Kauf zu denken geben müssen, aber wir haben das ganz arglos
übernommen, wir waren sehr naiv seinerzeit.

Ich bin dann zehn Jahre später krank geworden. Ich konnte
kaum noch laufen, hatte eine Herzschwäche und alle vier
Wochen 40 Grad Fieber. Es war richtig massiv. Bin ständig an-
derthalb Tage lang bei der Arbeit ausgefallen und dann wieder
angefangen. Es war sehr beschwerlich, ich hatte drei Kinder im

jugendlichen Alter. Irgendwie habe ich alles noch erledigen können, aber irgendwann ging dann gar nichts mehr. Der akute Auslöser war damals ein neuer Teppich in unserer Praxis. Mit Lösungsmitteln wurde der alte Belag herausgeholt und der neue wurde, ohne vorherige Ablüftung des Bodens, direkt darauf verlegt. Wir waren zu einer Fortbildung und hatten das auch nicht so mitbekommen. Ich kam in die Räume und vier Wochen später ging das dann so richtig los. Ich konnte nicht mehr laufen, nicht mehr arbeiten, aber immer wenn ich da raus war, ging es mir besser. Wir haben ein kleines Haus an der Nordsee, und immer wenn ich mich dort aufhielt, ging es mir sofort besser.

Mein Mann und ich arbeiten gemeinsam und irgendwann sind wir auf die Idee gekommen, einfach alle möglichen Untersuchungen in unserer Praxis selber vorzunehmen, doch wir fanden nicht so recht was, waren ziemlich ratlos. Ich habe Kontakt zu einer Ärztin, die hat mir dann geraten, mach doch mal dies oder das, und zum Schluss: »Geh doch bitte mal zu dem Umweltmediziner Dr. Runow nach Kassel.« Das war dann der Auslöser, der uns auf einen neuen Weg geführt hat. Ich bin dort hin und habe mich dann dort untersuchen und behandeln lassen.

Zwischenzeitlich bin ich aber auch zu einer Untersuchung bei einem Rheumatologen in Bad Bramstedt gewesen. Dort wurde mir gesagt, ich habe Wegenersche Granulomatose, Morbus Wegener (eine Gefäße zerstörende Autoimmunerkrankung) und wenn ich nicht unverzüglich Medikamente, ein Kortisonpräparat und ein Zytostatikum (ein Krebsmedikament), dagegen einnähme, würde ich bald schon tot sein. Das hat uns wirklich aufgeschreckt. Unsere Tochter ist auch Medizinerin, die meinte dann: »Mama, das hast du doch nicht, das kann doch überhaupt nicht sein!«

Dann sind wir wirklich auf die Suche gegangen. Das Kortison, das mir verordnet wurde, habe ich für kurze Zeit genommen, das nehme ich auch heute noch als Notfallmedikament, das muss ich wohl noch. Ich habe eine multiple Nahrungsunverträglichkeit; wenn es kriminell wird, dann nehme ich schon mal was.

Aber sonst nehme ich nichts. Es ging mir schon schlecht genug und davon wurde es nur noch schlechter. Ich war einfach vergiftet, das hatten mir die Umweltmediziner, die ich ja später aufgesucht habe, gesagt. Ich hatte zu viel PCP, zu viel Pentachlorphenol im Blut, hatte eine Lindanvergiftung und vor allem der PCB-Wert (Polychlorbiphenyle; best. giftige chemische Verbindungen) war ganz erheblich.

Außerdem arbeite ich ja in der Praxis meines Mannes mit, da sind viele Menschen zu versorgen. Dort habe ich alle Erkrankungen gesehen und auch gesehen, wie wenig solche Medikamente letztlich helfen. Es ist eher so, dass das Immunsystem zerstört wird, aber das war bei mir ja schon sehr angegriffen. Wir sind sehr gläubige Menschen, wir haben viel gebetet und wir haben den richtigen Weg gefunden. Ich kann gar nicht genau sagen, warum wir auch so gute Leute getroffen haben, Leute, die es wirklich gut mit uns meinten. Aber vielleicht ist es ja auch die Antwort auf unsere Gebete.

Was ich aber zusätzlich noch ganz entsetzlich fand in dieser Rheumaklinik in Bad Bramstedt, war die Art, wie sie mit Menschen umgingen. Ich war ja nun eine Kollegenfrau, ich sollte zur Nachbesprechung zum Chef und wurde da dann irgendwie in eine Ecke gepackt. Ich war schon für die interessant, es gab bestimmte stark erhöhte Laborparameter und das war für die Ärzte hochinteressant, aber nicht ich als Mensch, sondern nur ich als

Fall war für sie interessant. Ach, das war schrecklich, ganz schrecklich. Ich wollte doch nichts Besonderes, ich wollte doch nur anständig behandelt werden, das war es, was ich wollte, nicht mehr.

Da habe ich sofort eine Antipathie entwickelt. Ich habe ein sehr sensibles Gespür für Leute, die mir guttun oder eben nicht guttun. Aber dennoch, es war wiederum auch gut, ich denke, das war der Auslöser für den Scheideweg. Ich wollte gut behandelt werden, und zwar menschlich wie medizinisch. Das Krankenhaus hat mich noch jahrelang angeschrieben. Ich stand ja dort in der Liste, in dem Raster einer der seltensten, schwersten Erkrankungen, und aus dem Grund, so das Schreiben, müsse ich jedes Jahr ein Mal kommen und mich dort vorstellen.

Ja, ich habe auch aus Fehlern viel gelernt. Also, die Beschwerden hatte ich ja schon seit 1985. Immer wieder Fieberschübe, immer wieder Knochenschmerzen und auch heftige Gelenkschmerzen. Ich bin an sich sehr zäh und optimistisch, und wenn diese Phase des Fiebers wieder auftrat, habe ich gedacht, ach Quatsch, das wird schon in Ordnung kommen. Ich habe mich mal wieder irgendwo angesteckt.

1987 habe ich noch eine Zahnsanierung vornehmen lassen, und dann knallte es richtig. Damals wusste man noch nicht sehr viel über Ausleitungen. Amalgam raus, dann wurde leider sofort Gold darübergesetzt. Dann ging es richtig los. Das war der größte Fehler, den ich machen konnte. Ich hätte es ruhen lassen müssen. Heute weiß man, wenn Amalgam rauskommt, darf nicht sofort wieder Metall darauf. Zement, wasserlösliches Zahnzement, wäre richtig gewesen. Wie gesagt, all solche Fehler habe ich gemacht, habe aus ihnen aber viel gelernt.

Wenn ich heute so darüber nachdenke, ich weiß gar nicht, wann ich zuletzt beschwerdefrei war, ich habe schon so viele Jahre Beschwerden, und ich bin ja auch heute noch nicht beschwerdefrei. Es ist ja nicht so, dass ich in den Tag hinein leben darf. Ich muss auch heute noch auf alles Mögliche achten. Auf gute Ernährung, eine chemiefreie Umwelt, muss sehr darauf achtgeben, mit welchen Menschen ich zusammen sein kann. Hier in die Praxis sollte keiner mit Parfüm reinkommen, das geht nicht, dann reagiere ich sofort. Also, das habe ich alles noch immer. Ich bin einfach so sensibilisiert, dass ich auch heute nicht in den Tag hinein leben kann.

Das wird wohl auch so bleiben, ist aber nicht unbedingt belastend. Ich muss halt übers Essen nachdenken, kann nicht einfach losleben. Ich kann zum Essen schon in ein Restaurant gehen, aber auch nur dort, wo ich die Leute nett finde und wo ich weiß, dass sie liebevoll kochen und nicht einfach irgendeinen Müll auf den Tisch bringen. Ich bin sehr kritisch geworden.

Ich kann auch nicht einfach ins Flugzeug steigen, da muss ich schon gucken, was ist hier los. Sind hier Pestizide? Ich nehme auch immer eine Maske mit, wenn ich in die Großstädte fahre. Also, wenn ich wieder Beschwerden habe, weiß ich genau, dass ich etwas falsch gemacht habe, dass ich geschlurft habe. Dass ich darüber, wie ich zurzeit lebe, nachdenken muss. Dass ich zu wenig getrunken habe, etwas Falsches gegessen habe, dass ich übersäuert bin, dass ich wieder toxisch belastet bin. Ich muss dann etwas tun.

Also, ich habe 1992 den anderen Weg eingeschlagen, habe entschieden, ich gehe einen anderen Weg. Es ging mir auch sofort besser, wenn ich bestimmte Dinge gemieden habe. Ich habe auch immer weiter gearbeitet und dann zwischendurch wieder mal pausiert. Das war beschwerlich, aber es ging. Ich wäre sicherlich ein Fall für den Rollstuhl gewesen oder ich wäre schon gar nicht mehr auf der Welt. Alle vier Wochen Fieber, dann diese wahnsinnigen Schmerzen, das hält kein Mensch lange aus. Doch mit der Zeit wurde es immer besser. Ich weiß gar nicht, wann ich das letzte Mal Fieber hatte. Es ist kaum zu glauben.

In einer Phase, in der es mir immer noch nicht wirklich gut ging, war ich auch eine kurze Zeit psychisch sehr labil. Aber das war eine reaktive psychische Geschichte, ich machte mir Gedanken darüber, wie lange ich noch zu leben habe und wie ich das alles schaffe und ob ich es überhaupt schaffe. Ich habe dann mit einem Kollegen, den ich gut kenne, ein paar Stunden Therapie gemacht. Das hat mir gutgetan, mich einfach wieder gestärkt.

Aber die meiste Zeit über war ich dankbar, dass ich noch da war. Ich war sehr kämpferisch und wusste, dass ich einfach da sein muss, dass ich gebraucht werde. Auch für die Praxis bin ich wichtig. Ich fühle eher Dankbarkeit dafür, dass ich diesen Weg gefunden habe. Ich empfinde die Krankheit nicht mehr unbedingt als Belastung. Gut, schon manchmal, wenn ich richtig Beschwerden habe, dann denke ich, oh Mann, jetzt habe ich wieder etwas falsch gemacht. Wenn ich z.B. Linsen esse, bekomme ich Rückenschmerzen. Ich weiß es inzwischen, aber, na ja, ich tue es dann immer wieder.

Aber dankbar bin ich auch dafür, dass ich die ganze Zeit über so viel Unterstützung erfahren habe. Das macht es ja viel leichter. Mein Mann und meine Kinder, die haben einfach ganz super reagiert. Als die Krankheit ausbrach, hat mein Mann gesagt: »Alles, was wir ab jetzt machen, machen wir gemeinsam.« Er hat mir vollkommen zur Seite gestanden. Wir haben baulich ja wahnsinnig investiert. Wir haben alles gemeinsam getragen. Wenn ich sage, ich esse glutamatfrei, dann isst er mit. Es ist nicht so, dass er dann meutern würde, im Gegenteil. Das ist also absolut gut gelaufen.

Aber unsere Kinder, die waren sehr ängstlich. Was wird mit Mama, schafft sie es oder ...? Die haben sehr viel Angst gehabt, das haben sie mir viel später dann erzählt. Heute sind sie ganz stolz, dass ich es geschafft habe. Wir haben vier Enkelkinder und auch die sind ganz stolz. Das läuft alles sehr gut. Wenn die Kinder etwas haben, auch die Enkelkinder, dann kommen sie hierher und lassen sich naturheilkundlich behandeln. Natürlich hat meine Tochter, sie ist Schulmedizinerin, damit ein arges Problem, das wird ja im Studium einfach gar nicht gelehrt. Aber sie kommt jetzt selber ganz langsam drauf, sie ist Chirurgin, das sind zwei Welten.

Also, wir haben unser Leben komplett verändert. Unser Lebensstil, unsere Ernährung, unsere Arbeitsweise, alles hat sich verändert. Wir haben unser Haus total erneuert, alles baulich verändert, haben dann noch das Haus nebenan erworben und auch dort alles nach streng biologischen Gesichtspunkten und mit einem immensen Kostenaufwand neu aufgebaut. Es ist auch wunderschön geworden. Die andere Seite haben wir dann verkaufen müssen, weil wir das finanziell gar nicht mehr halten konnten.

Wir haben Aus- und Fortbildungen gemacht. Doch zunächst haben wir das alles nur für mich getan. Ich habe noch eine medizinische Ausbildung in der bioenergetischen Ganzheitsmedizin gemacht. Habe gelernt, was chinesische Medizin ist, Meridiandiagnostik, manuelle Therapie, einfach um meinen Beschwerden entgegenzuwirken. Inzwischen fließen all diese Ausbildungen und Kenntnisse mit großem Erfolg in unseren Arbeitsalltag ein.

Ihre Gedanken, Ihre Notizen

JUTTA G.: Wer bin ich, was ist meine eigentliche Identität und was ist meine Aufgabe?

Jutta G. (57) lebt als selbstständige Musiklehrerin zwischen Nienburg und Bremen allein auf dem Lande. Der Beginn ihrer Erkrankung liegt 22 Jahre zurück. Sie hat damals die Diagnose der Ärzte ignoriert und sich stattdessen entschlossen, ihre Situation über den Weg der Körper-Seele-Geist-Heilung anzugehen, um so zu einer ganzheitlichen Gesundung zu gelangen. Die akute Schmerz- und Behinderungsphase durch die Krankheit dauerte etwa ein Jahr. Heute ist Jutta G. vollkommen beschwerdefrei.

Um die Pfingstzeit 1985, da war ich 35 Jahre alt, trat die Erkrankung zum ersten Mal in Erscheinung und bis Frühjahr 1986 habe ich unter ihr gelitten. Ein Jahr lang ging es mir wirklich sehr schlecht. Die Gelenke waren betroffen. Hauptsächlich aber die linke Seite meines Körpers, die Zehengrundgelenke, das linke Knie und die Halswirbelsäule. Es kam relativ plötzlich. Ich konnte nicht mehr richtig auftreten, mein linker Fuß schmerzte und war nicht mehr voll belastbar. Daraufhin ging ich zu einem Allgemeinmediziner, aber der konnte nichts dazu sagen. Irgendwann steigerte es sich, das linke Knie schwoll an, und meinen Kopf konnte ich nicht mehr richtig bewegen. Ab da musste ich eine Gehhilfe benutzen, um das linke Knie zu entlasten. Eine gute Freundin hat mir dann angeboten, für einige Wochen zu ihr nach Kassel zu kommen. Dort praktiziert ein anthroposophischer Arzt, zu dem bin ich dann hin. Der hat schon nach der ersten Untersuchung gesagt, dass es Rheuma sei und dass ich ohne entsprechende Rheumamedikamente da nicht wieder rauskäme. An diesem Punkt, also nachdem ich die Diagnose kannte, habe ich mich entschieden, diese Krankheitsbestimmung als irrelevant für meinen weiteren Weg zu sehen: Die können das nennen, wie sie wollen. Ob das Rheuma ist oder auch nicht, ist mir egal. Es ist mein Prozess, ich gucke für mich. Wo kommt das her, wie gehe ich damit um, wie geht das weiter? Ich beschloss: Diese Art von Medikamenten, die so viele Nebenwirkungen haben, will ich nicht. Ich versuche einen anderen Weg zu gehen. Ich bin nach Hause gefahren und habe alle möglichen Leute gefragt, ob sie einen guten Arzt kennen. Mir wurde eine Ärztin empfohlen und die hat mich dann behandelt. Jedoch nur als Ausführende, die Anweisungen dafür kamen von einer älteren und sehr erfahrenen homöopathischen Ärztin.

Mein Leben hat sich durch die Erkrankung nicht sehr wesentlich verändert, zumindest nicht mein berufliches. Privat musste ich sehr wohl einschneidende Veränderungen vornehmen. Ich bin Musiklehrerin und war auf den Verdienst angewiesen, da konnte ich mir keine großen Veränderungen erlauben. Für einige Zeit allerdings bin ich schon für den Unterricht ausgefallen, aber ganz auszusteigen, nein, das konnte ich mir finanziell nicht leisten.

Was sich schon verändert hatte, war mein Tagesablauf. Ich war sehr langsam geworden und darum brauchte ich Hilfe, auch schon deshalb, weil ich über eine gewisse Zeit nur gelegen habe. Je mehr ich mich mit den Ursachen und Hintergründen meiner Erkrankung beschäftigt habe, desto mehr habe ich auch bestimmte Entscheidungen im Außen getroffen, habe all meine Aktivitäten hinterfragt und teilweise auch verändert. Wenn ich gefühlt oder bemerkt habe, da ist ein Knackpunkt in meinem Alltag, so geht das nicht weiter, habe ich ganz klare Entscheidungen für mein Leben nach draußen getroffen. Ich glaube nicht, dass es ohne solche Korrekturen geht. Wenn man wieder gesund werden will, die Symptome ganz wieder loswerden will, und zwar langfristig, um nicht in den rheumaüblichen Schubrhythmus reinzukommen, geht es nicht, ohne dass man im Außen bestimmte Entscheidungen trifft. Die Lebensveränderungen kommen ja nicht sofort, man muss sie erst mal beackern. Man muss sich an ganz bestimmte Angstpunkte heranarbeiten und sich dann trauen, entsprechende Änderungen zu beschließen und auch durchzuführen.

Das kann unter Umständen auch mit Menschen zu tun haben, denen man nicht wehtun mag, denen man vor den Kopf stoßen müsste – dennoch muss es getan werden.

Für mich waren beide Ebenen gleichzeitig wichtig. Die Ebene der Medizin und die geistig-seelische. Aber der übergeordnete und entscheidende Prozess, um langfristig aus dem Krankheitsgeschehen rauszukommen, ist wirklich der geistig-seelische Bereich. Ich bin absolut der Meinung, dass da die Ursache liegt. Wenn du da nicht rankommst, dann kannst du medizinisch machen, was du willst. Dann können sich die Symptome vielleicht eine Zeit lang bessern, verschieben oder wie auch immer, aber langfristig ganz rauskommen kann man dann nicht.

Ich habe z.B. eine Beziehung beendet. Ich hatte damals eine intensive Beziehung zu einem Kollegen, der aber von seinem Selbstverständnis her Maler war. Ich habe ganz viel Fremdenergie von ihm aufgenommen, so, dass ich mich mit ihm so weit identifiziert habe, ihn finanziell zu unterstützen. Was bedeutet hat, er konnte aus seinem Anstellungsvertrag ausscheiden und konnte sich so vollkommen der Malerei widmen. Das habe ich so weit getrieben, bis ich selber nicht mehr arbeiten konnte. Ich musste mich also diesem Punkt annähern, ihm zu sagen: Schluss, ich kann dich nicht mehr finanzieren, nicht mehr unterstützen. Das war so ein Angstpunkt. Ich habe mich dem ganz langsam genähert und es ist mir ganz merkwürdig gegangen. Ich hätte ihn ja auch gar nicht mehr unterstützen können, es ging ja nicht mehr. Ich konnte ihm dann gegenübertreten und sagen: So, jetzt geht's nicht mehr.

Die Beziehung ist dadurch unheimlich belastet worden und später auch gescheitert. Ich vermute, er ist mir bis heut böse deswegen. Es war furchtbar für mich, mich dem Punkt zu nähern, ihm so wehzutun. In meinem Kopf war es ja auch etwas Schlimmes. Wie kann man jemanden von heute auf morgen so hängen lassen? Ich musste da mit meinen eigenen Wertvorstellungen unheimlich kämpfen und zu mir selber stehen und mir sagen: Du kannst selber nicht mehr, es geht um dich, nur um dich. Hinzu kam noch, dass er eine ganz bestimmte Vorstellung vertrat. Er sah sich als Opfer und war der Meinung, dass die Gesellschaft die Aufgabe hätte, ihn, den großen Künstler, besser zu versorgen. Er konnte dasitzen, sich als Opfer sehen, und Schuld hatten die anderen, die konnte er mit seinen Vorwürfen belegen und schlechtmachen. Und auch damit habe ich mich identifiziert. Also, ich habe mich sowohl auf der Lebensenergieebene als auch auf der Ebene seiner Sichtweisen von mir entfernt und mich fremdbestimmen lassen. Ich glaube, dass eine körperliche Krankheit die sichtbare Ebene der geistig-seelischen Prozesse im Körper ist. Wenn ich auf der körperlichen Seite Gifte in mir habe, liegt der Anfang darin, dass ich zu viel geistig-seelische Gifte in mich aufgenommen habe. Es ist Fremdenergie, wenn es nicht mein Denken ist, wenn es nicht meine Sicht der Welt und mein Weg ist.

Wenn ich mich zu stark mit dem Weg des anderen identifiziere, lebe ich zu stark durch andere.

Etwas Ähnliches, Vergleichbares spielte sich auch auf einer anderen Ebene ab. Im Nachhinein habe ich das als eine Energiekrise verstanden. Wo stecke ich meine Energie rein, wo bin ich aktiv und was kommt dabei heraus? Dieser Künstler hat mir immer seine Bilder entgegengehalten, als Person aber gab er sich nicht zu erkennen. Was ich mir auch gewünscht hätte oder was ich gebraucht hätte an Nähe, das bekam ich nicht. Dann musste ich erkennen, dass ich in dieser Hoffnung auf Erfüllung anfing, immer mehr zu geben, in dem Irrglauben, dann irgendwann doch noch zu bekommen, was ich brauche.

Anfang der achtziger Jahre hatte ich mich als Musiklehrerin selbstständig gemacht, davor war ich bei der Musikschule angestellt. Die Musikschule hatte mehrere weit auseinanderliegende Zweigstellen in verschiedenen Orten des Landkreises. Ich war also viel rumgefahren, um die Schülergruppen in den jeweiligen Orten zu unterrichten. Als ich mich dann selbstständig gemacht hatte, sind viele der Schüler bei mir geblieben und haben von mir Privatunterricht bekommen. Das hieß, ich war an einem Tag an dem einen Ort, am nächsten an einem anderen. Ich musste viel Zeit und Energie aufwenden, also noch mehr umherfahren, als ich es vorher schon getan hatte, jetzt allerdings nur für einzelne Schüler. Das ganze Setting musste immer funktionieren, ich musste pünktlich sein, alles lag auf meinen Schultern. Ich butterte da unheimlich viel Energie hinein – aber was wirklich dabei herauskam, im Verhältnis zu meinem Aufwand, Zeitaufwand, Energieaufwand, stand in keinem Verhältnis mehr. Sodass ich eines Tages, auch mit der Angst im Hinterkopf, du verlierst einen

Teil deines Einkommens, sagen musste: Ich mache es nicht mehr. Auch da zu schauen: Was tue ich und was entsteht dabei? Steht das noch im Verhältnis zum Aufwand? Wenn nicht, loslassen.

Ein wesentlicher Prozess bei diesen rheumatischen Symptomen ist die Ausscheidung. Man kann ja viel aufnehmen, körperlich und seelisch, wenn man es aber nicht wieder loslassen und ausscheiden kann, dann entsteht das Problem. Wenn man ganz aus den rheumatischen Symptomen rauswill, muss man ausleiten, auf beiden Ebenen. Dabei hat mir die Homöopathie geholfen. Eine homöopathische Ärztin hat bei mir alles durchgetestet und die Ergebnisse wurden mit den Methoden und Substanzen der Homöopathie behandelt. Ich habe eine Zahnsanierung vornehmen lassen. Mir wurden Zähne gezogen und noch im Kiefer vorhandene Wurzelreste wurden entfernt. In der Praxis der Ärztin praktizierte auch ein englischer Heiler, der mich energetisch behandelte. Ich kann nicht mehr genau sagen, welche Wirkung die einzelnen Behandlungen hatten. Es hat sicherlich insgesamt dazu beigetragen, dass es mir besser ging. Ich habe eine Neuraltherapie gemacht, eine Eigenbluttherapie, also alles, was mir möglich war. Dann habe ich noch die Schwingungsfrequenz meiner Halswirbelsäule von einem Radiaesthesisten austesten lassen. Auch meinen Schlafplatz und mein Haus ließ ich auf diese Weise nach Wasseradern oder irgendwelchen technischen Störungen überprüfen. Das war die medizinische Ebene.

Die andere Ebene ist die des Geistes, auch der Erforschung von bewussten und unbewussten Gedankenmustern. Ich habe oft in den Morgenstunden wach gelegen und assoziiert. Warum liege ich hier, warum kann ich mich nicht aufrichten? Was ist das für ein Bild? Was bedeutet das für mich und mein Leben? Was ist das für ein Zeichen? Warum brauche ich drei Beine? Warum ist die linke Seite betroffen, warum das Kehlkopfchakra, warum der Hals? Welche Bedeutung hat das alles? Also ganz viel assoziiert und immer geguckt: Was ist innen, was ist außen? Wenn ich eine Entzündung hatte, habe ich mich gefragt: Was sind Entzündungen? Krieg, Kampf, wo kämpfe ich? Das war der wesentliche Prozess, mein Nachdenken und Überlegen, was nicht im Gleichgewicht ist. Welche Bedeutung hat das Knie? Es beugt sich. Was sind Gelenke? Sie lenken.

Ich habe natürlich Thorwald Dethlefsen (»Krankheit als Weg. Deutung und Be-deutung der Krankheitsbilder«) gelesen und versuchte, seine Weise der Deutung von Krankheiten auf meine ganz individuelle weibliche Situation zu übertragen. Durch diesen Prozess ging es mir langsam besser. Ich habe mich von konkreten äußeren Belastungen befreit und ganz bestimmte Denk- und Fühlmuster losgelassen. Habe verstanden, dass die Weltanschauung eines anderen nicht die meine sein muss und dass alles, was er erzählt von den Dingen, die ihn stören, für mich nicht auch genauso zutreffen muss. Ich habe gelernt, mich nicht mehr zu verzahnen. Auch genau zu gucken: Wo werde ich aktiv, was kommt dabei rum, steht das irgendwie im Verhältnis, trägt das Früchte?

Ganz wesentlich, gerade in Krankheitssituationen: Man muss bis an seine Belastbarkeitsgrenze gehen. Ich bin unter großen Mühen, denn ich konnte ja, trotz der Krücken, nur schleichen, zwei- bis dreimal pro Woche in die nächste Stadt gefahren. Ich habe mich dort von einem guten Masseur behandeln lassen. Das war sehr anstrengend. Ich war bei einem Orthopäden gewesen, der hatte zu mir gesagt: »Da müssen Sie schon großes Glück haben, wenn Sie aus dieser Sache wieder rauswollen, es sei denn, Sie kommen in Künstlerhände. Sie brauchen Ruhe, Ruhe, Ruhe.« Und das habe ich nicht getan. Ich bin heute der Meinung, wenn ein Orthopäde was sagt, dann sollte man möglichst das Gegenteil davon tun.

Auch durch die Fragestellung: Wer bin ich, wo will ich hin, was ist meine Aufgabe?, habe ich eine veränderte Weltanschauung, eine neue Klarheit bekommen. Ich glaube, das ist bei jedem Krankheitsprozess ein wichtiger Hintergrund. Wer bin ich, was ist meine eigentliche Identität und was ist meine Aufgabe? Bin ich eigentlich noch auf der Schiene, die ich mir für dieses Leben mal vorgenommen habe, oder auf einer ganz anderen Ebene? Es gab in meinem Leben immer ganz bestimmte Angelpunkte. 1975 war meine Tochter gestorben, das war so ein Nullpunkt, wo ich gefragt habe: Was soll das Ganze hier, wo will ich hin? Dann diese Krankheit, dieses Rheuma. Durch verschiedene Seminare habe ich dann verstanden: Die eigentlich tiefste Identität ist der göttliche Kern. Ich habe einen unsterblichen Geist, oder Geistfunken, wie immer man sich das vorstellen will. Der göttliche Geist ist meine eigentliche Identität – und durch diese Sichtweise hat sich noch mal ganz viel verändert, vervollständigt. Bis dahin habe ich immer gedacht: Du musst dich hochentwickeln. Dann kehrte sich das alles um, weil ich dachte: Aha, Gott wirkt durch mich und ich wirke also sozusagen als Gott in Tätigkeit auf der Erde. Dieser Punkt, zu erkennen, das bin ich, war eine total tiefe Entspannung und auch angstlösend. Ich wusste, ich bin in einer ganz anderen Identität, in einer ganz anderen Verantwortung, die mir eine ganz andere Geborgenheit gibt, als wenn ich denke: Was ich hier sehe und erlebe, sind die Ursachen für mein Sein. Die ganz-

heitliche Massage, Yoga, Meditation, Energiearbeit und Licht-
arbeit haben mich sehr viel weitergebracht. Sowohl auf der körperlichen Ebene wie auch in meiner Weltanschauung und auch
darin, meinen Standort zu finden.

Es gibt für mich die ganz klare Hierarchie: Geist, Seele, Körper.
Der Geist ist das Unsterbliche, das Göttliche, das vollkommen in
Ordnung ist. Dann gibt es darunter den seelischen Bereich, hier
ordne ich auch die Mentalebene ein. Auf dieser Ebene sind die
karmischen Ursachen (Glaube, dass das Schicksal des Menschen
von seinen Taten aus seinem früheren Leben abhängt) für eine
Erkrankung zu finden. Anfang der achtziger Jahre hatte ich
schon einmal eine gesundheitliche Krise. In dieser Zeit habe ich
mich sehr mit dem Thema Reinkarnation beschäftigt und eine
Hypnosetherapie gemacht. Ich bin davon überzeugt, dass es so
etwas gibt, wie immer man sich das auch vorstellen mag. Im
Grunde genommen denke ich, es ist alles gleichzeitig da. Wir bewegen uns mal in dem einen Bewusstsein, dann in dem anderen.
Unser Verstand kann nichts anderes, als es nacheinander wahrzunehmen. Alles hat auch mit Schwingungen zu tun. Wenn meine Schwingungen sinken, also niedrig sind, dann bewege ich
mich wieder in meinem alten System, in meinem alten Denken.
Ob sich das irgendwann mal auflöst, kann sein, ist zumindest
vorstellbar. Ich glaube, dass es möglich ist, auch auf dieser Ebene
die Ursache zu finden, wo man angefangen hat, ins Ungleichgewicht zu gehen. Man kann karmische Prozesse neu durchleben,
bis man alles wieder verstanden und ausgeglichen und ins Bewusstsein integriert hat. Das ist für mich die Hierarchie bei jeder
Krankheit, davon bin ich überzeugt. Wenn ich körperliche Symptome habe, sind auf anderen Ebenen etliche Akte des Geschehens

vorausgegangen. Wenn mir das bewusst ist und ich mir dann die Ärzte ansehe, die mir nur die Schulmedizin bieten, nur den Körper anschauen, können sie mir nur ein Drittel dieser Wahrheit anbieten – und damit komme ich nicht aus! Deswegen gehe ich nur zu Leuten, die mir mehr anbieten. Ich fühle mich dort wahrgenommen und verstanden und habe nur an dieser Stelle die Hoffnung, weiterzukommen.

Während dieser Prozesse musste ich mich mit den unterschiedlichsten Gefühlen beschäftigen, das kann man ja mit dem Verstand alleine nicht bewältigen, das muss gefühlt werden: Hilflosigkeit, Verstörung, Verwirrung. Ich musste lernen, Hilfe zu akzeptieren, nicht alles selber machen zu wollen. Auch hatte ich Angst vor der Zukunft, Angst vor finanziellen Problemen, Angst, die Symptome nicht wieder loszuwerden, behindert zu bleiben. Aber auch Ungeduld natürlich: Wie lange dauert das alles, wo geht das alles hin? Das waren so die aktuellen Gefühle. Und dann kamen noch die alten Sachen, die alten unverarbeiteten Gefühle, mit denen ich auch noch verbunden war. Ganz stark die Frage von Belastungen, alte Belastungen, neue Belastungen, Last und Tragen von Last, Leichtigkeit und Schwere. All das spielte ganz stark eine Rolle dabei. Dann hatte ich auch Schuldgefühle gegenüber anderen Menschen. Die Frage: Was ist Egoismus, wann verhalte ich mich egoistisch? Immer wieder diese Auslotung von gesundem und ungesundem Egoismus.

Mein eigenes Verhältnis zu meinem Körper spielt natürlich eine wesentliche Rolle in meinem Heilungsprozess. Ich habe mich auch mit der Releasing-Methode beschäftigt. Sie wurde von dem amerikanischen Ehepaar Dr. Isa und Yolanda Lindwall in den Achtzigern entwickelt. Man begibt sich in einen tiefen Entspannungszustand, nimmt Kontakt zu seinem inneren Körper auf und guckt: Was kommen da für Bilder, was entsteht da jetzt für ein Prozess? Der Begleiter dieser Sitzung stellt Fragen über das, was dort wahrzunehmen ist, und man führt mit ihm einen Dialog darüber. Bei mir war das immer wieder eine ganz kunstvolle Rundreise. In dieser Arbeit habe ich viel über mein Verhalten verstanden und auch über mein Verhältnis zu meinen Eltern. Einfach zuschauen, was war da in der Kindheit, mit den Eltern oder auch in früheren Leben, was heute noch nachwirkt. Da kommt man natürlich an ganz alte Gefühle ran. Man stößt auch immer an das Thema Liebe. Liebe zu sich selbst, Liebe zu anderen Menschen, vor allem aber zu sich selber. Ohne ein wachsendes Selbstwertgefühl, ohne nach und nach in die eigene Potenz, Größe und Selbstakzeptanz reinzuwachsen, ist eine Gesundung zumindest zweifelhaft.

Rheuma ist auch immer etwas, was klein macht, was eng macht, und es geht immer um Weitung. Weitung in ein größeres Selbstbild. Unter Umständen muss man sich auch einen anderen Rahmen schaffen, in dem man sich ausleben, verwirklichen kann. Es geht immer auch um Fragen der Liebe. Alle körperlichen Symptome sind immer ein Hinweis darauf, dass ich an der Stelle zu wenig liebe. Ich liebe mein Knie zu wenig. Liebe ist eine bestimmte Frequenz, das kann man auch spüren. Die Frage ist dann: Ist dort eine Frequenz von Angst oder von Verspannung und wie erreiche ich an dieser Stelle wieder die Frequenz der Liebe? Denn schließlich geht es letztendlich um die Liebe, und zwar auf allen Ebenen. Zusammengefasst sind das die Themen, mit denen ich mich ein ganzes Jahr lang beschäftigt habe. Dann ging es mir besser und auch der Rest an Schwierigkeiten, die über das Jahr hinaus noch

vorhanden waren, haben sich mit der Zeit vollkommen aufge-
löst. Doch die Arbeit mit mir, die ist natürlich weitergegangen –
vielleicht ist es ja überhaupt ein Prozess, der uns ein Leben lang
begleitet.

Ihre Gedanken, Ihre Notizen

BÄRBEL A.: Ich behalte die Schmerzen für mich

Bärbel A. (56) lebt mit ihrem Mann in der Nähe von Bremen. Seit 35 Jahren leidet sie an Rheuma und musste mehrfach an den Gelenken operiert werden. Ihr Leben ist durch den rheumatischen Krankheitsverlauf sehr eingeschränkt, heute ist sie zeitweise auf einen Rollstuhl angewiesen und es ist ihr nicht mehr möglich zu arbeiten.

Im Januar 1972 wurde unser erstes Kind geboren. Im selben Jahr, im März, bekam ich Schulterprobleme, sodass ich mich nicht mehr gut bewegen konnte. Ich habe gedacht: Na, das sind sicherlich Verspannungen. Dann auch wieder: Das wird vielleicht mit der Geburt zusammenhängen. Beim ersten Kind ist man ja noch sehr aufgeregt und angespannt, es ist alles so neu und man hat noch keine Routine für den neuen Tagesablauf mit dem Kind entwickelt – wie soll ich sagen, na dieses ganze Drumherum. Hinzu kam, dass ich vorhatte, wieder zu arbeiten, allerdings nicht wie vor der Geburt als Vollzeitkraft, sondern jetzt nur auf einer Teilzeitstelle. Ich habe gedacht: Diese Situation hat dich sicherlich ein bisschen zu sehr beansprucht.

Dann bin ich aber doch zu einem Arzt gegangen und der meinte, er könne im Moment nichts feststellen. Ich habe ihn gefragt, ob das vielleicht auch daran liegen könnte, dass ich mich zurzeit nervlich stark belastet fühle. Und da hat er einen Satz gesagt, den ich immer noch in meinem Gedächtnis habe: »Ja, wenn man nicht mehr weiterweiß, dann schiebt man es immer auf die Nerven.«

Die Schmerzen, nun gut, mal waren sie weniger, mal waren sie mehr. Ende des Jahres waren sie dann schlimmer spürbar, also ich fühlte mich sehr erschöpft und konnte mich schlecht bewegen. Ich hatte damals noch keine Entzündungen, zumindest keine sichtbaren äußeren Schwellungen an den Gelenken. Ich bin wieder zum Arzt gegangen und der sagte gleich: »Also das wird mit Sicherheit Rheuma, eine pcP (primär chronische Polyarthritis) sein«, und überwies mich an einen Internisten. Der Internist kam zu demselben Ergebnis. Damals waren die Goldspritzen sehr aktuell und die wollte er mir verabreichen. Das aber habe ich abgelehnt, ich wollte keine Goldspritzen. Ich habe dann selber versucht, das mit Salben und Kältepackungen zu behandeln. Ich glaube, ich wollte das Ganze übergehen, ich wollte mich nicht damit befassen. Am Anfang war das auch nicht so schlimm bei mir, dass ich sagen müsste, ich konnte absolut nichts mehr, so war das ja nicht. Zwischendurch gab es auch mal Phasen, in denen es mir besser ging, aber die Schmerzen stellten sich immer wieder ein. Wenn ich jetzt darüber nachdenke, dann waren sie eigentlich immer da. Besonders in Stresssituationen, da waren die Schmerzen sehr akut.

Ich habe zwar früh geheiratet, war aber trotzdem immer sehr selbstständig gewesen. Mein Mann war im Außendienst, er ist also am Montag weggefahren und kam am Freitag wieder zurück. In der Woche war ich allein, ich habe meinen Alltag selber bestimmt. Habe gearbeitet, den Haushalt gemacht, ich war gut beschäftigt. Ich bilde mir ein, dass ich gut mit mir zurechtgekommen bin. Nun ja, dann kam dieser Einbruch, diese Umstellung. Da war das Kind und dann diese Erkrankung, das hat mir zu Anfang schon zu schaffen gemacht, da sind schon Stresssituationen entstanden. Ich kam nicht mehr gut klar zu Hause. Ich habe oft gedacht, das kann doch nicht wahr sein, die Küche sah abends noch genauso aus wie am Morgen. Ich hatte noch keinen Plan, wie ich damit zurechtkomme. Nach einem Jahr hatte ich es besser im Griff. Ich kann nicht sagen, dass ich meine Krankheit im Griff hatte, die habe ich ja lange abgewehrt. Aber mit dem Kind ging es gut. Ich bin auch wieder ein paar Tage in der Woche arbeiten gegangen und mit der Zeit ging das alles schon viel leichter, vor allem aber fühlte ich mich nicht mehr so erschöpft wie am Anfang.

1976 wurde unsere zweite Tochter geboren und während dieser Schwangerschaft ging es mir hervorragend. Ich hätte wohl Bäume ausreißen können, ich hatte überhaupt keine gesundheitlichen Probleme mehr. Doch dann, unsere Tochter war vielleicht ein Jahr alt, wurden die Schmerzen wieder akut. Als ob sie mir sagten: »So, jetzt können wir uns ja auch wieder mal melden, jetzt hast du ja wieder Zeit für uns.« Ich hatte ungeheuer viele Schwellungen und konnte mich nur noch sehr schlecht bewegen, es ging mir ziemlich dreckig. Dann habe ich noch mal einen Orthopäden aufgesucht. Ich wusste ja wohl, ich habe Rheuma, aber das zu akzeptieren, es wirklich anzunehmen, das war noch mal etwas ganz anderes. Ich konnte weder sagen noch denken: Okay, es ist Rheuma, das weißt du ja. Das war ausgeschlossen, das war mir noch nicht möglich. Man schiebt das vor sich hin und denkt: Das kann doch gar nicht angehen. Zu diesem Zeitpunkt hatte ich noch keinerlei Verformungen an den Gelenken, es war ja äußerlich immer noch unsichtbar.

Dann aber kam der Zeitpunkt, das war 1980, da ging es nicht mehr anders. Der Orthopäde sagte: »Jetzt müssen Sie aber was machen!« Er zeigte mir die Röntgenbilder von den Füßen, von den Zehen und meinte: »Sie sehen es selbst; wie das schon aussieht!« Na ja, dann bin ich angefangen, einige Sachen darüber zu lesen. Ich habe mich selber ein bisschen schlaugemacht und kam zu dem Schluss: Du musst jetzt wohl doch mit einer Basistherapie anfangen, um das Ganze wenigstens aufzuhalten. Bevor ich mich für die Goldspritzen entschied, hatte ich noch ein anderes Rheumamedikament bekommen, das aber musste ich ziemlich schnell wieder absetzen, weil ich es überhaupt nicht vertragen konnte.

Ja, und dann habe ich Gold genommen. In dieser Zeit wurde Gold ja schon ambulant gespritzt. 1972, als meine Erkrankung ausbrach und man mir Gold empfahl, musste man dafür noch ins Krankenhaus. Ich konnte diese Goldspritzen gut vertragen und es ging mir damit über einen langen Zeitraum gut, na ja, sagen wir mal, relativ gut. In der Zwischenzeit, also zwischen 1980 und 87, bin ich dreimal zur Kur nach Oberammergau gefahren. Dort habe ich mit anderen Patienten über die Erkrankung gesprochen und mich auch selber noch informiert. Das war eigentlich ganz gut für mich.

In Oberammergau hatten die Rheumatologen mir gesagt, dass es besser für mich wäre, wenn ich einmal pro Jahr auch einen Rheumatologen oder einen Internisten aufsuchen würde. Bis dahin ging ich ja nur regelmäßig zu meinem Hausarzt und in größeren Abständen zu einem Orthopäden. Doch sie meinten, dass es bei einer so ausgeprägten rheumatischen Erkrankung nicht günstig wäre, sich ausschließlich von einem Orthopäden und einem Allgemeinmediziner betreuen zu lassen. Ich habe diesen Rat angenommen und bin einmal jährlich nach Bad Nenndorf zu einem Rheumatologen gefahren. Bei jedem Besuch kontrollierte der Arzt, ob das Gold noch richtig für mich war, ob ich mit der Medikation so weitermachen konnte oder ob etwas verändert werden musste. Für die Betreuung zwischen den Besuchen bei dem Rheumatologen hatte ich mir zusätzlich einen Internisten in der Umgebung meines Wohnortes gesucht.

Doch trotz allem, die Verformungen schritten leider immer weiter voran. Ich hatte große Probleme mit meinen Knien und bin 1987 das erste Mal ins Krankenhaus gegangen, um mein linkes Knie operieren zu lassen. Später kam leider noch die Problematik mit meinem Unfall dazu und darum war ich in den Jahren zwischen 1990 und 96 jedes Jahr ein Mal im Krankenhaus.

1987 bin ich zur ersten Knieoperation nach Bremen in die rheumatologische Abteilung des Rotes Kreuz Krankenhauses gegangen, und seit dieser Zeit gehe ich zur Betreuung nicht mehr nach Bad Nenndorf, sondern zu dem Rheumatologen des Rotes Kreuz Krankenhauses und weiterhin zu meinem Internisten. Zurzeit bin ich mit dieser Mischung sehr zufrieden. Wenn irgendetwas ist, bespricht der Internist es mit dem Rheumatologen und dann wird gesehen, was zu tun ist. Nach meinem Unfall, ich hatte einen spiralförmigen Oberschenkelbruch, wollte die Wunde nicht heilen, und weil ich immense Probleme damit hatte, musste ich zu einem Chirurgen. Die Platten, die man mir aufgrund dieses Unfalls am Bein eingesetzt hatte, haben nie gehalten. Ich musste mehrfach daran operiert werden. Jedes Mal, wenn ich dann ins Krankenhaus kam, erzählten sie mir, dass ich den Nagel, der auch wegen des Unfalls im Bein war, schon viel zu lange dort drin hätte, der hätte schon längst rausmüssen. Die erzählten mir die tollsten Sachen und dann habe ich einen Schlussstrich gezogen. Mit dem Rheumatologen habe ich besprochen, dass ich ab jetzt bei allem, was mit der rheumatischen Erkrankung zu tun hat, auch wenn ich dort im Krankenhaus bin, nur noch darauf höre, was er mir empfiehlt, und dann entscheide, ob ich das mache oder nicht. Alles, was mit dem Bruch zu tun hat, da höre ich ab sofort darauf, was mir der Chirurg sagt.

Generell kann ich eigentlich nicht sagen, dass ich schlechte Erfahrungen mit den Ärzten gemacht habe. Ich bin immer ganz gut angenommen worden. Schlimm aber war das, was ich wegen meines Bruches erlebt habe. Der Chefarzt des dortigen Krankenhauses war ein richtiger älterer Herrgott in Weiß. Er stand mit seinen Herren bei mir am Krankenbett und besprach meine Geschichte, aber alles in Latein. Ich hatte keine Ahnung, was er meinte, und habe ihn darauf angesprochen, was das nun für mich bedeutete. Ach, die Situation war so erniedrigend. Er hat dann gesagt, dass ich zu einem anderen Arzt müsse, zu einem Orthopäden, er könne hier nichts mehr für mich tun. Da die Probleme mit meinem Bruch aber immer noch nicht beseitigt waren, habe ich trotz allem gedacht: Nun, dann gehe ich mal zu dem Orthopäden, vielleicht erzählt der mir ja etwas Besseres und der Bruch kann endlich mal heilen.

In die Praxis dieses Arztes kam man nur über sehr glitschige, fürchterlich hohe Stufen, ich wusste gar nicht, wie ich da hochkommen sollte. Ich hatte mich von einem Taxi dort hinfahren lassen, aber der Fahrer sagte: »Da kriege ich Sie auch nicht hoch.« Irgendwie haben wir es dann doch geschafft. Ich konnte ja nur mit einem Bein gehen, ich hatte diese hohen Schienen, die mir von der Rheumatologie angepasst worden waren, damit mein Knie beweglich bleibt. Der Orthopäde meinte allerdings: »Wenn Sie weiterhin mit diesen Schienen gehen, wird Ihr Bruch nie heilen, und ich behandle Sie erst weiter, wenn Sie sich eine an-

ständige Schiene angeschafft haben.« Ich habe nichts darauf gesagt, nur dass ich noch einige Medikamente bräuchte. Worauf er
meinte, wenn ich Medikamente haben wolle, müsse ich erst meine Schiene in Ordnung bringen, dann könne ich wiederkommen.
Von da an war dieser Arzt tabu für mich. Ich dachte, das kann
doch wohl nicht wahr sein, ich kam mir vor wie im Mittelalter.
Der Mann kann ja einen guten Ruf als Orthopäde haben, das
kann ich nicht beurteilen, aber als Mensch war er ein Versager
und ich wollte da auf keinen Fall wieder hingehen.

Nachdem ich das erlebt hatte, war ich sehr frustriert. Meine Psyche war während der Zeit auch sehr labil, es war alles fürchterlich. Ich habe gedacht: Aus diesem Sog kommt du nie wieder raus
– und dann solche Ärzte! Das war das schlimmste Erlebnis, das
ich mit Ärzten gehabt habe. Zwischendurch habe ich auch mal
eine Heilpraktikerin getestet. Ich bin ja Mitglied in der Rheuma-
Liga und dort werden auch Seminare empfohlen. Auf einem
dieser Seminare sprach eine Ärztin, die sowohl die Schulmedizin
als auch die Alternativbehandlung befürwortete. Der Vortrag
hat mich beeindruckt und vielleicht auch meine Sichtweise auf
andere Behandlungsformen etwas verändert. Im Anschluss daran hielt eine Heilpraktikerin einen Vortrag. Diese Frau hat mir
sehr gut gefallen und darum bin ich später zu ihr in die Praxis
gegangen, um mich von ihr behandeln zu lassen. Sie hatte so
überzeugend von ihren Sachen gesprochen, alles leuchtete mir
vollkommen ein. Also habe ich es getestet. Sie arbeitete mit den
Schüssler-Salzen, die ein anerkannter Mediziner vor vielen Jahren entdeckte. Aber so wie ich mir das vorgestellt habe, ist es leider nicht gelaufen. Ich habe diese Heilpraktikerin auch nicht wieder aufgesucht. Vielleicht habe ich mir ein bisschen zu viel davon

versprochen, ich weiß es nicht. Ich bin diesen Alternativdingen gegenüber sehr skeptisch. Man hört ja auch so viel darüber, dass es so viele Scharlatane gibt, die nur das liebe Geld wollen. Ja, und wenn ich solche Worte höre wie: »Das kriegen wir alles wieder hin!«, dann bin ich immer sehr, sehr vorsichtig.

Ich hatte einfach zu lange nicht glauben wollen, dass ich eine rheumatische Erkrankung habe, oder besser, ich konnte mir das einfach nicht vorstellen. In der Zwischenzeit hatte ich mir zwar selber schon eingestanden, dass ich diese Erkrankung wohl doch habe, aber dennoch gedacht, dass es bei mir nicht so schlimm werden würde. Schließlich kam es ja nicht so Knall auf Fall, sondern es war ein schleichender Prozess, erst ganz allmählich ist das bei mir schlimmer geworden. In einer Fernsehzeitung hatte ich mal gelesen, dass es eine Sendung gibt, in der ein Münchner Arzt über diese »komische« Polyarthritis berichten wird. Mein Mann hat sich diese Sendung angesehen und zu mir gesagt: »Das musst du dir auch anschauen.« Ich habe es mir angeguckt, aber es war ganz fürchterlich für mich, diese Leute, die da vorgestellt wurden, mit all ihren Verformungen, ja, es war fürchterlich! Wie die ihre Tasse in die Hand nehmen, wie die trinken, das konnte ich kaum ansehen, damals hatte ich damit doch noch überhaupt keine Probleme. Ich habe diesen Bericht nur sehr schwer verarbeitet. Ich war verzweifelt und habe gedacht: Das kann doch nicht sein, so kann es dir doch später nicht gehen! Irgendwann hatte ich aber den Mut und habe ich mir Bücher besorgt, um mich selber zu informieren. Also, heute weiß ich viel mehr über meine Krankheit. Schön wäre es gewesen, wenn ich das schon am Anfang gewusst hätte.

Obwohl ich inzwischen meinen Weg gefunden habe, ich ganz gut mit meiner Erkrankung umgehen kann, hat sich mein Leben durch sie natürlich doch sehr stark verändert. Auch in meiner Beziehung kam es zu Problemen wegen meiner Erkrankung. Ich wollte mich nicht immer dafür entschuldigen, dass ich dieses oder jenes zurzeit nicht tun kann, ich wollte auch nicht immer sagen müssen: »Ich kann doch nichts dafür, dass ich diese Krankheit habe, schließlich hätte sie jeden anderen auch treffen können.« Das hat etwas gedauert bei meinem Mann, bis er mich verstand. Bei den Kindern ging das verhältnismäßig schnell. Wenn ich in der Ecke gesessen habe und es mir nicht gut ging, haben die es ziemlich schnell akzeptiert. Mein Mann konnte sich lange nicht vorstellen, dass es nichts oder fast nichts gibt, was mir den Schmerz nimmt. Ich habe sicherlich manchmal gejammert und gejault, weil mir so vieles wehtat. Dann war er der Meinung, dass ich zum Arzt gehen, mir eine Spritze geben lassen soll, und dann sei doch alles wieder in Ordnung. Er hat nicht verstanden, dass es so nicht funktioniert. Das war für ihn ein Prozess, das zu verstehen. Schließlich habe ich ihn gebeten, mal mit mir nach Bad Nenndorf in die Klinik zu fahren. Das hat er gemacht, hat sich dort alles mit angehört und sich selber ein Bild von der Krankheit verschafft. Von da ab bin ich ihm gegenüber aber auch vorsichtiger geworden. Wenn es mir nicht gut ging, habe ich mich in eine Ecke verzogen, sodass mich keiner sehen konnte. Dort habe ich mich dann ausgeweint und die Schmerzen für mich behalten.

Das mache ich auch heute noch. Ich bin ja sehr viel alleine, da geht das ganz gut. Ich kann mich dann hier hinsetzen und mich ausheulen, das erleichtert mich. So bin ich damit umgegangen. Unseren Freunden und Bekannten habe ich das zwar erzählt, aber auch sie können sich das nicht so recht vorstellen. Da gibt es immer noch Leute, die meinen, wenn ich kein Fahrrad mehr fahren kann, dann muss ich mir nur ein elektrisches zulegen, etwas Mut haben und dann wird das schon klappen.

Andrerseits hatte ich es ja auch selber lange nicht verstehen wollen und nicht wahrhaben wollen, dass ich das habe und dass so vieles inzwischen nicht mehr ging. Große Probleme habe ich auch damit, dass man es mir jetzt auch ansieht; am meisten zu schaffen machen mir die Verformungen meiner Finger. Immer wenn ich Bilder von mir gesehen habe und dann die Verformungen sah, dann ging es mir nicht gut. Vielleicht habe ich nicht geglaubt, dass man das schon so sieht, oder ich habe meinen Blick darauf fixiert, ich weiß es nicht. Wenn jemand mit einem Fotoapparat kam, das mochte ich nicht, ich mochte mich nicht fotografieren lassen, das war schon sehr extrem. Ich war traurig darüber und ich habe mich geschämt, das habe ich auch jetzt noch manchmal. Wenn ich aufstehe, dann muss ich erst einen Moment stehen, um dann weitergehen zu können. Ganz besonders übel ist das, wenn ich in einem Lokal bin und zur Toilette muss, da habe ich meine Probleme immer noch. Ich sitze dann eine ganze Zeit und überlege: Stehe ich jetzt auf oder bleibe ich noch ein bisschen sitzen? Ich denke, die gucken alle, wie ich da entlanghumple. Manchmal stört mich das gar nicht, da bin ich stark genug, dann stehe ich dazu – und dann wieder gibt es Momente, da klappt das nicht so gut.

Inzwischen haben mein Mann und ich uns ganz gut arrangiert. Er hat vieles verstanden, vielleicht auch dadurch, dass ich gelernt habe, direkt zu sagen: »Das kann ich jetzt nicht, das musst du machen, oder wir müssen es machen lassen.« Es ist mit der Zeit immer mehr geworden, was ich nicht mehr machen kann. Meine

Handgelenke sind steif, sodass ich im Haushalt nur noch wenig tun kann. Aber ich kann mit dem Auto fahren und ich kann noch einkaufen; gut, ich kann die Sachen immer nur kurz machen; über einen längeren Zeitraum immer dieselbe Bewegung, das geht nicht mehr. Aber es gibt ja schon viele Hilfsmittel und die habe ich mir angeschafft. In Oberammergau gab es einen Vortrag darüber, wie man sich alles im Haushalt erleichtern kann. Man wurde darin auch richtig geschult, das fand ich ganz toll. Im Augenblick finde ich, dass alles ganz gut läuft. Ich habe meinen Weg gefunden und das klappt so weit ganz gut.

Ihre Gedanken, Ihre Notizen

CHARLOTTE C.: Man muss schon noch die Hoffnung
behalten ...

*Charlotte C. (56) ist verheiratet und lebt mit ihrem zweiten
Mann in der Umgebung von Bremen. Sie erkrankte im Alter von
21 Jahren an Rheuma und musste sich mehrfach an den Gelenken operieren lassen. 1993 war sie aufgrund der fortgeschrittenen Erkrankung gezwungen, Rente zu beantragen.*

Alles begann im August 1970 mit einer Virusinfektion. Ich war
im Garten gewesen und hatte die Hecke beschnitten, und weil
mir so heiß war, bin ich ins Haus gegangen. Ich habe gedacht, ich
könnte abwaschen oder die Küche fegen, aber es ging nichts. Innerhalb einer Stunde wurde mein ganzer Körper steif und ich
musste mich ins Bett legen. Ich hatte hohes Fieber, und um den
Arzt anzurufen, musste ich eine Treppe runtergehen, es ging irgendwie, aber ich wurde mehr getragen, als dass ich selber ging,
ich war einfach zu schwach. Dann bin ich ins Krankenhaus gekommen und habe dort dreieinhalb Wochen fest im Bett gelegen.
Das Fieber blieb drei Wochen, und erst als das Fieber vorbei war,
ging auch allmählich die Steife aus den Gelenken zurück.
Nach den dreieinhalb Wochen durfte ich wieder aufstehen und
mich auch wieder bewegen. Siebeneinhalb Wochen war ich insgesamt im Krankenhaus, aber feststellen, was ich habe, konnte
man nicht. Sie fanden einfach nichts. Danach war ich noch eine
ganze Zeit lang krankgeschrieben und am Heiligen Abend, ich
weiß das heute noch, bekam ich die Mitteilung, dass ich im Januar in die Kurklinik nach Höxter sollte. Dort bin ich acht Wochen
geblieben. Das war hauptsächlich eine Klinik für Unfallpatienten
mit Querschnittslähmungen und Patienten, die wieder laufen ler-

nen mussten. Erst im Juli 71 habe ich wieder angefangen zu arbeiten. Weil mein Kind noch klein war, hatte ich freitags und sonnabends in einer Schlachterei gearbeitet, aber dort ist mir gekündigt worden. Ist ja auch ganz logisch, wenn man so lange am Arbeitsplatz fehlt. Ich habe mir dann einen neuen Arbeitgeber gesucht. Damals war das noch ganz einfach, die Leute wurden noch gebraucht, darum konnte ich auch sofort mit der Arbeit beginnen. Ich habe dort dann 23 Jahre, also bis zu meiner Erwerbsunfähigkeit, gearbeitet.

1974 wurde unser zweites Kind geboren und während der Schwangerschaft und auch noch einige Zeit danach hatte ich keinerlei gesundheitliche Einschränkungen, ich war vollkommen beschwerdefrei. Man hat mir mal gesagt, der Körper sei so mit der Schwangerschaft beschäftigt, stelle sich so darauf ein, dass er das Rheuma vergesse. Doch dann kamen die Schmerzen nach und nach wieder, aber dagegen habe ich Medikamente genommen. Die Krankheit war bis 1978 latent, also nicht so auffällig. Deshalb war ich trotz des Rheumas niemals krank, habe also am Arbeitsplatz nie deswegen gefehlt.

Erst 1978, als es akuter mit den Schmerzen wurde, bekam ich eine Diagnose. Bis zu diesem Zeitpunkt hatte ich immer irgendwelche Schmerzmittel genommen. Nachdem man wusste, dass ich an einer pcP leide, leitete man eine Goldtherapie ein. Der Internist, der mich damals behandelte, hatte einen Lehrstuhl in Göttingen und hat mich dort zu einem Rheumatologen bestellt. Der hat einiges mit mir angestellt, hat viele Untersuchungen vornehmen lassen. Ich war ja noch so jung und der wollte darum auch schon ein bisschen was tun. Dann bin ich 78 für vier Wochen zur Kur nach Bad Schussenried gefahren, das hat mir sehr gutgetan.

1980 bin ich wieder dort gewesen. Weil meine ganzen Gelenke so stark geschwollen waren, hat mir der dortige Arzt empfohlen, in die Klinik nach Bad Waldsee zu gehen und dort eine Sympathektomie (Entfernung der Schleimbeutel und des Knorpelgewebes) an den Fingergelenken vornehmen zu lassen. Das Problem war nur, dass die mir das so spät gesagt haben, erst nach vier Wochen Aufenthalt in der Klinik.

Ich habe die Operation dann machen lassen. Fast alle meine Fingergelenke sind geschnitten und gerichtet worden. Die Schleimbeutel wurden entfernt und die aggressive Masse, die sich bei Rheuma um den Knorpel bildet, wurde herausgeschält. Erst die eine Hand und dann die andere. Nach dieser Operation, nach 14 Tagen, bin ich wieder zurück in die Kurklinik nach Bad Schussenried gekommen. Meine Finger hätten sofort eine Bewegungstherapie bekommen müssen, aber das haben sie versäumt und darum sind an beiden Händen einige Finger steif geblieben. Am letzten Tag vor meiner Abreise wollten sie ihren Fehler korrigieren und die Finger in einer Narkose stabilisieren. Ich wusste ja nicht, was die mit mir vorhatten, ich wusste nicht, was das heißt, die Finger stabilisieren. Ich muss dann während der Narkose fürchterlich geschrien haben, darum haben sie die Behandlung abgebrochen. Ich hatte überall am Ober- und Unterarm blaue Flecken. Die müssen mich derart gequält haben und mein Unterbewusstsein muss das wahrgenommen haben. Auf jeden Fall konnten sie dieses gewaltvolle Auseinanderreißen meiner Fingergelenke nicht zu Ende führen. Ich sollte noch eine Woche dort bleiben, aber ich habe nur gesagt: Nein danke, ich will jetzt nach Hause. Zum Abschluss habe ich die Empfehlung bekommen, mir doch eine langärmelige Bluse überzuziehen. Ich vermute, die wollten vermeiden, dass ich mit diesen Quetschungen Reklame laufe.

Leider war das aber nicht meine letzte Operation. In der rechten Hand habe ich zwei Kunstgelenke und an der Elle wurde mir etwas von der Wucherung am Knochen abgesägt.

Das war schon alles etwas schwierig. Aber bis zu meinem vorzeitigen Ruhestand habe ich eigentlich immer gedacht: So viel ist das ja gar nicht, was du nicht mehr kannst, das hält sich doch noch in Grenzen. Ich habe viel am Bildschirm gearbeitet, viel telefoniert, Löhne ausgerechnet, das ging alles noch. Ich habe natürlich gemerkt, dass ich nicht mehr so viel tun kann, wie ich gerne möchte. In der Kur habe ich mal eine Frau kennengelernt, sie hatte chronische Arthrose, die sagte: »Ach wie schön, ich brauche kein Ski mehr zu laufen, nicht mehr mit jemandem zu tanzen, der mich auffordert« – das fand ich schon zynisch. Für mich war es eher ein Verlust, bestimmte Dinge nicht mehr tun zu können, also die Frau konnte ich nicht verstehen. Vielleicht habe ich die Krankheit nicht ernst genug genommen, aber die Beeinträchtigungen auch noch gutzuheißen, das fand ich makaber.

Nach der Scheidung war ich mit meinen Kindern alleine, ich musste arbeiten. Das war sicherlich auch ein Antrieb, die Krankheit einfach hinzunehmen, ich glaube, ich war da ziemlich geduldig. Sicher habe ich mich zu Anfang ein bisschen dagegen gewehrt, ich wollte die Krankheit nicht als Realität akzeptieren, habe sie ignoriert und so getan, als ob sie gar nicht da wäre. Aber mir ging es ja auch nicht wirklich schlecht – wenn das mal vorkam, habe ich mich hingelegt und bin erst wieder aufgestanden, wenn ich wieder die »Alte« war.

Bei mir zu Hause war das auch so, so wurde ich erzogen. Meine

Stiefmutter hat meine Kinder betreut. Ich habe viel gearbeitet, und über so etwas wurde einfach nicht gesprochen. Also, von mir erfährt keiner, dass es mir schlecht geht. Meine Brüder wissen das natürlich, aber auch die reden nicht darüber. Meine Schwägerin hatte sich mal verletzt und hat dann eine ganze Stunde darüber gesprochen. Daraufhin meinte mein Bruder zu ihr: »Sieh dir mal Charlotte an, die jammert überhaupt nicht.« So wurde das bei uns behandelt. Die haben schon gewusst, wie krank ich bin, aber es wurde nicht darüber gesprochen und ich habe das auch nicht gefördert. Viele Menschen reden über das Thema Krankheit, ich aber will das nicht hören. Wenn es mir schlecht geht, dann ziehe ich mich zurück, so kann ich das einfach besser abschütteln. Als meine Krankheit damals anfing, hat mir ein Professor gesagt: »Sie sitzen in fünf Jahren im Rollstuhl.« Das fand ich so furchtbar, da habe ich die ganze Nacht geweint. Man muss schon noch die Hoffnung behalten – und über den schlimmen Zustand zu reden, verändert ihn auch nicht.

Ihre Gedanken, Ihre Notizen

DORA F.: Meine Weise, mit der Erkrankung umzugehen, war eben nicht der konventionelle Weg

Dora F. (63) war alleinerziehende Mutter und lebt jetzt allein in Bremen. Die ersten rheumatischen Beschwerden traten mit 40 Jahren auf. Über einige Zeit war es ihr möglich, den Krankheitsverlauf relativ stabil zu halten, dennoch konnte sie nicht verhindern, sich in den letzten Jahren an den Knien operieren lassen zu müssen. Sie hat aufgrund der zunehmenden Einschränkungen ihren Beruf als Therapeutin vorzeitig aufgegeben.

Als ich meine ersten Schmerzen bekam, war ich gerade mit meinen Kindern in ein neues Haus gezogen. Ich hatte sehr viel gearbeitet, denn ich war ja berufstätig und habe gleichzeitig die Renovierung des Hauses und den ganzen Umzug bewältigt. Dann hatte ich die ersten Kniebeschwerden, konnte nicht mehr laufen. Der Arzt sagte, dass ich einen Knorpelschwund hätte, und gab mir einige Spritzen. Danach ging es mir wieder ganz gut. Doch traten in größeren oder manchmal auch kleineren Abständen immer mal wieder heftige Schmerzen auf. In den Daumengelenken, in den ganzen Händen und gelegentlich auch in den Hüftgelenken, so ging das sieben Jahre lang. Ich war bei mehreren Orthopäden und auch praktischen Ärzten, aber so recht wusste keiner, was es war. Sie sagten zwar, das könnte Rheuma sein, aber konkret hat es keiner sagen können. Dann habe ich mir eine homöopathisch arbeitende Ärztin gesucht. Da die Ärztin noch keine langjährige Erfahrung mit der Homöopathie hatte, empfahl sie mir eine Heilpraktikerin, von der sie wusste, dass diese über größere Erfahrung verfügte. Das habe ich dann parallel laufen lassen und es ging über einen gewissen Zeitraum auch ganz gut. Bis die

Heilpraktikerin mir sagte, ich solle doch mal zu einem Rheumatologen gehen. Also bin ich zu einem Rheumatologen gegangen und dort ist zum ersten Mal der Rheumafaktor festgestellt worden. Doch der war so gering, dass der Rheumatologe ihn als harmlos einstufte und der Meinung war, ich könne ruhig mit der homöopathischen Behandlung fortfahren. Das hat mich zwar sehr gewundert, aber dann habe ich so weitergemacht.

Meine Weise, mit dieser Erkrankung umzugehen, war eben nicht der konventionelle Weg. Ich wollte, wenn es eben möglich war, die herkömmlichen Rheumatherapien vermeiden. Darum habe ich mir immer Ärzte gesucht, die meinen Standpunkt akzeptierten und sich anhörten, was ich zu sagen hatte. Also, in den ersten Jahren, als ich noch große Schmerzen hatte, da hat mir ein Arzt ab und zu mal eine Kortisonspritze gegeben, allerdings ohne es mir zu sagen. Ich hatte Schmerzen, bin zu ihm gegangen und zack, schon habe ich eine Spritze bekommen und es hat funktioniert, die Schmerzen waren eine Zeit lang weg. So etwas würde mir heute nicht mehr passieren, ich würde immer fragen, was das ist, habe ich damals aber nicht getan. Um die richtige Behandlungsweise zu finden, musste ich natürlich einige Ärzte ausprobieren und immer mal wieder den Arzt wechseln. Nebenbei aber hatte ich immer einen Orthopäden, zu dem ich gegangen bin. Er hat allerdings nicht das Rheuma behandelt, sondern machte Röntgenaufnahmen und verschrieb mir Krankengymnastik und Lymphdrainage. Er wusste, dass ich mich woanders homöopathisch behandeln lasse, und tolerierte es.

Vor einigen Jahren war ich das erste Mal in Indien, in einer Ayurveda-Klinik, und habe mich dort behandeln lasse. Das war so gut für mich, ich würde sogar sagen, von allem, was ich bisher getan habe, war das das Beste. Ein Jahr später bin ich noch einmal hingefahren und es war wieder sehr, sehr gut, aber geheilt hat es mich natürlich nicht. In der Klinik haben sie mir gesagt, wenn ich wirklich einen langfristigen Erfolg haben wollte, dann müsste ich zweimal jährlich für vier Wochen dort hinfahren. Das aber ist leider zu kostspielig, dann die weite Reise, und das Land ist ebenfalls nicht einfach.

Ich habe also nicht den üblichen Weg der Rheumabehandlung beschritten, sondern mir einen eigenen ganzheitlichen Weg gesucht, das heißt, dass Körper, Geist und Seele bei einer Krankheit immer eine Rolle spielen. Wenn man das von Anfang an berücksichtigt, dann ist es vielleicht zu vermeiden, dass man solche Schmerzen hat. In der Ayurveda-Klinik habe ich gedacht: Wenn ich da gleich zu Anfang meiner Erkrankung gewesen wäre und nicht erst nach dreizehn Jahren, hätte man die Krankheit vielleicht stoppen können. Zumindest wäre der Verlauf ein anderer, ein weniger schmerzhafter gewesen.

Durch die Erkrankung habe ich einiges in meinem Leben verändert, ich glaube, das hätte ich ohne sie nie getan, das hat auch etwas Positives. Ich habe meine Ernährung umgestellt, habe gelernt zu meditieren, habe eine Weile Therapie gemacht und bin einige Jahre nach Kassel in ein Heilhaus für Lebensenergie gefahren. Dort wird auch ganzheitlich behandelt. Ich bin ja selber Therapeutin, Gestalttherapeutin, und ich bin davon überzeugt, dass meine Erkrankung mit sehr frühen Erlebnissen während meiner Kindheit zu tun hat. Sicherlich spielt auch der Stress im Arbeitsprozess keine unwesentliche Rolle. Ich habe als Frauenberaterin im Frauenhaus gearbeitet und hatte dort viel mit Gewalt zu tun. Ich habe immer für oder gegen irgendetwas gekämpft. Obwohl mir die Arbeit sehr wichtig war und ich sie über 20 Jahre gerne gemacht habe, habe ich gemerkt, die Krankheit und dann immer diese Gewaltgeschichten, das passt nicht mehr zusammen. Ich muss da aufhören, ich muss etwas Schönes machen, etwas, was mir guttut. Auch privat habe ich immer gekämpft. Mein Leben war nicht einfach. Ich habe die Kinder alleine erzogen, dann die Arbeit, ich habe mich sehr viel überfordert. Mir fehlte das Vertrauen, stattdessen dachte ich, ich müsse mir alles erkämpfen, ich müsse ganz viel leisten, um etwas wert zu sein. Das hat sich verändert, das denke ich heute nicht mehr.

Also meine Einschränkungen machen mir schon zu schaffen. Es kommen ja immer wieder andere Glieder dazu, andere Gelenke, die betroffen sind, die dann mein Leben weiter einschränken. Das Leben wandert immer weiter und ich muss immer wieder neu lernen. Vor einiger Zeit war ich zur Untersuchung in einer großen Rheumaklinik in Bad Bramstedt, die hatten mir zur Knieoperation geraten. Mein Knie war über lange Zeit sehr geschwollen, die Bewegung war eingeschränkt und sehr schmerzhaft. Also habe ich mich entschieden, die OP dort machen zu lassen. Das war auch eine Erfahrung. Ich habe da ganz große Schwierigkeiten bekommen, weil ich keine Medikamente genommen habe. Ich habe mir die Vorträge über die Vorzüge der Medikamenteneinnahme angehört, aber ich wollte es nicht. Der Arzt hat mir versichert, dass er, wenn ich nicht bereit sei, die Medikamente zu nehmen, mich nicht operieren würde. Der hat mir sehr heftig zugesetzt und mich beschimpft. Da habe ich meine Koffer gepackt und gesagt, dass ich jetzt abreise. Dann kam plötzlich ein anderer Arzt zu mir und sagte: »Nein, bitte bleiben Sie, wir machen das.« Er bat mich, noch einen Kollegen von ihm aufzusuchen, denn der würde die Operation trotzdem durchführen. Da steht man vor einer Operation, was ja schon nichts Nettes und ganz Einfaches ist, und wird dann so fertiggemacht! Meine Erfahrungen mit den Ärzten haben mich sehr vorsichtig werden lassen. Nach der Knieoperation musste ich mir mein Bett erhöhen lassen, weil ich aus meinem Bett nicht mehr hochkam. Das war zu Anfang schlimm, dass ich dachte: Du meine Güte, was kommt noch alles?!

Ich musste immer wieder einen neuen Lernprozess akzeptieren. Ich war zwar immer mal wütend und verzweifelt, wenn wieder irgendetwas nicht mehr so funktionierte, wenn ich vieles nicht mehr selber machen konnte, aber ich habe relativ schnell geguckt: Was kann ich jetzt machen, um damit umzugehen? Früher habe ich immer alles selber gemacht, hatte die Einstellung, dass ich alles alleine kann. Das hat sich stark verändert. Ich habe gelernt, auf Menschen zuzugehen und sie um Hilfe zu bitten. Ich glaube, dass ich durch die Krankheit noch mehr auf Menschen zugegangen bin. Die meisten meiner Freunde sind sehr rücksichtsvoll mit meiner Erkrankung und meinen Einschränkungen umgegangen, aber natürlich kommen nicht alle Menschen gut damit klar, wenn man leidet und auch darüber spricht. Die Kinder mögen das gar nicht gerne. Die helfen mir schon, aber sie mögen nicht sehen, wenn ich leide. Mein Sohn hat mir mal gesagt: »Ich kann das überhaupt nicht gut haben, wenn du so durch die Wohnung schlurfst.« Aber es fällt mir an einigen Tagen schwer zu gehen. Auch meine Kollegen hatten manchmal Schwierigkeiten damit, wenn es mir nicht gut ging. Ich habe damals wirklich noch gelitten und musste mich ständig damit auseinandersetzen, wie ich es schaffe, wieder arbeiten zu gehen. Wenn ich dann wieder gearbeitet habe, es mir aber immer noch schlecht ging, das mochten meine Mitarbeiterinnen nicht so gerne.

Mein Leben hat sich durch das Rheuma natürlich schon sehr verändert. Es ist viel eingeschränkter, ich kann ja einige Dinge, die ich immer sehr gerne getan habe, nicht mehr. Ich kann noch reisen, aber nicht mehr mit dem Rucksack, also auch eine Einschränkung. Als ich noch gearbeitet habe, habe ich immer gedacht, wenn ich einmal nicht mehr arbeite, dann mache ich eine Weltreise, das kann ich nicht mehr. Jetzt bin ich auf der Suche nach Dingen, die mir wirklich Spaß machen, die mich ausfüllen und die ich noch kann, wie Italienisch lernen, malen, singen und ein- bis zweimal wöchentlich mit meinen Enkeln zusammen sein. Ich suche mir also neue, schöne Aufgaben, Dinge, die sich wesentlich unterscheiden von denen, die ich früher getan habe.

Ihre Gedanken, Ihre Notizen

Hanna E. (49) ist von Beruf Sekretärin. Sie ist verheiratet, hat zwei Kinder und lebt mit ihrer Familie in der Nähe von Bremen. Jahrelang kämpfte sie gegen die Verkrümmung ihrer Wirbelsäule. Hanna E. hat diesen Kampf gewonnen, obwohl sie sich keiner herkömmlichen Rheumatherapie unterzog. Zwar erleidet sie hin und wieder noch Schmerzschübe, dennoch bezeichnet sie ihren derzeitigen Zustand als zufriedenstellend.

Ich war 24 Jahre alt, verheiratet und unser erstes Kind war geboren, als ich merkte, dass irgendetwas in meinem Körper nicht in Ordnung ist. Immer wieder hatte ich Rückenschmerzen in beiden Sakralgelenken und dachte, das muss etwas Chronisches sein. Irgendwann bin ich zu einer Krankengymnastin gegangen und die hat dann an meiner Muskelverspannung und an meinem Ischiasnerv gearbeitet. Sie hat mir Übungen gezeigt, die ich auch zu Hause machen konnte, so habe ich das dann einigermaßen im Zaum halten können. Ich hatte schon noch Schmerzen, aber auch mal größere Pausen. Ich ließ eine Computertomografie vornehmen, aber da war nichts zu entdecken. Ich bin damals von einem Orthopäden zum nächsten gelaufen, ich glaube, ich kenne fast alle Bremer Orthopäden, dennoch gab es nie eine Diagnose, höchstens mal den Verdacht auf einen Hexenschuss, aber auch das wurde nicht bewiesen.

Phasenweise konnte ich vor Schmerzen nicht mehr laufen und dann bekam ich Schmerzspritzen, damals haben die Ärzte noch sehr schnell zur Spritze gegriffen. Das hat ja auch wirklich funktioniert und ich konnte am nächsten Tag wieder arbeiten. Nur angehalten hat es nicht sehr lange, nach ungefähr einer Woche war dann alles wieder wie vorher. Das habe ich wochenlang, monatelang so gemacht, bis zu meinem 34. Lebensjahr. Die Spritzen kann ich nicht zählen, die ich damals bekommen habe.

Dann wurde ich schwanger und danach ging es richtig los. Im Vergleich dazu habe ich die Schmerzen vor der Schwangerschaft als mehr oder weniger erträglich empfunden. Die Abstände zwischen den Schmerzphasen waren mal größer und mal kleiner, damit hatte ich mich zufriedengegeben. Im Stillen aber habe ich gedacht: Du musst irgendwie verrückt sein, dass du ständig und immer wieder irgendwelche Rückenprobleme hast. Das hatte ich aber auch schon gedacht, als die Schmerzen vor Jahren begonnen hatten. So mit 25 bis 27 habe ich geglaubt, dass ich irgendetwas anderes habe, irgendetwas, was ich nicht kenne, aber in meinen Rücken transformiere. Damals habe ich viele Frauenpsychobücher gelesen und versucht herauszufinden, was mit mir nicht stimmt, ich habe wirklich geglaubt, dass ich nicht in Ordnung bin, so wie ich bin. Also ich habe mich immer wieder infrage gestellt, war ja auch verständlich, schließlich war ich bei ungeheuer vielen Ärzten, nicht nur bei den Orthopäden gewesen, und immer war nichts zu erkennen. Oft habe ich die Antwort bekommen: »Ja, Rückenschmerzen, die haben wir alle mal, das ist nichts Besonderes.« Irgendwann habe ich gedacht: Vielleicht ist das ja auch gar nicht so schlimm, ich empfinde das nur so, und habe das als Schwäche von mir angesehen. Heute ist mir das natürlich klar, warum damals nichts zu sehen war, denn diese Bechterewsche Erkrankung (chronische rheumatische Erkrankung der Wirbelsäule) kann man eben zunächst nicht auf den Röntgenbildern erkennen. Da müssen schon heftige Entzündungsprozesse abgelaufen sein, um etwas erkennen zu können. Einerseits war ich natürlich froh darüber, dass ich keinen Befund hatte. So konnte ich glauben, dass da nichts ist, dass ich gesund bin. Aber andererseits habe ich auch gedacht: Du bist irgendwie hysterisch. Jedes Mal wenn da Probleme sind oder du im Garten gearbeitet hast – und das habe ich sehr gerne gemacht, ich habe mich dabei auch oft überfordert, habe ganze Bäume ausgerissen, na ja –, auf jeden Fall bist du jedes Mal vollkommen fertig.

Dann, ziemlich schnell nach der Geburt meines Sohnes kamen die Schmerzen wieder, und zwar mit einer unvorstellbaren Macht und Heftigkeit. Später, als ich schon wusste, dass ich die Bechterewsche Krankheit habe, habe ich in Büchern darüber gelesen, wie schmerzhaft das sein kann, aber damals hatte ich von keinem Arzt dieses Wort »Bechterew« gehört. Als mein Sohn dann ein paar Monate alt war, war es so schlimm, dass ich nicht mehr schlafen konnte. Zwischen drei und vier Uhr war meine Nacht vorbei, ich musste aufstehen und mich dabei ständig irgendwo abstützen, um jegliche Belastung der Wirbelsäule zu vermeiden. In diesem Zustand bin ich gar nicht mehr zum Arzt gegangen. Ich sah darin keinen Sinn mehr, habe gedacht: Vielleicht hat das jetzt auch wieder irgendwas damit zu tun, dass du vollkommen überlastet bist. Allerdings sprach nichts wirklich dafür, ich hatte keine Depressionen und eine schwere Geburt hatte ich auch nicht gehabt. Aber irgendwann wurde mir klar: So kannst du nicht mehr weitermachen, du musst etwas unternehmen.

Also bin ich wieder zu meiner Krankengymnastin gegangen und diese tolle Frau hat gesagt: »Wissen Sie was, mir kommt das langsam komisch vor. Lassen Sie sich doch bitte mal untersuchen, um zu sehen, ob Sie Bechterew haben. Es ist unmöglich, dass man immer die gleichen Schmerzen hat, und dann soll da nichts sein.«

Danach bin ich fast zusammengebrochen, ich war doch erst 34. Aber ich habe den Rat angenommen und bin zu meinem damaligen Hausarzt ins Labor gegangen und habe gesagt, sie möchten doch bitte mal mein Blut untersuchen und mir auch gleich einen Termin geben, an dem wir das Ergebnis besprechen können. Die haben das gemacht, mit dem Arzt wollte ich vorher gar nicht darüber reden. Dann kam der Besprechungstermin und er sagte zu mir: »Was bilden Sie sich eigentlich ein? So ein Blödsinn! Wie kommen Sie nur darauf? Das habe ich ja noch nie gehört.« Ich habe ihm dann von meiner Krankengymnastin erzählt, dass ich ihr sehr vertraue und dass sie sehr viel Ahnung hat, oft mehr als manche Ärzte. Er meinte, das wäre ja wohl alles Quatsch und außerdem sei das Ergebnis auch negativ und das nächste Mal solle ich ihn gefälligst fragen und nicht eigenmächtig irgendwelche Untersuchungen im Labor vornehmen lassen. Ich hatte zwar eine unheimliche Wut auf den Mann, habe aber gleichzeitig über mich gedacht: Du spinnst wohl wirklich. Aber ich hatte solche Schmerzen damals und dann das Baby. Ich habe mich oft gefragt: Wie soll ich das nur alles hinbekommen, wie soll ich das Kind bloß großkriegen? Ich konnte keine Nacht schlafen, wegen des Babys sowieso und wegen meiner heftigen Schmerzen.

Vor einigen Jahren war ich wegen meiner Rückenbeschwerden schon einmal bei einem Arzt und Chiropraktiker gewesen, um mir den Rücken einrenken zu lassen. Und weil mir nun jeden Tag klarer wurde, dass es auf keinen Fall so weitergehen kann, bin ich nach dem Reinfall mit meinem Hausarzt noch mal zu diesem Arzt gegangen. Zu Anfang sprach ich dort nicht davon, dass meine Krankengymnastin die Vermutung einer Bechterewschen Erkrankung geäußert hatte. Ich wollte dieses Wort überhaupt nicht wieder in dem Mund nehmen. Aber irgendwann tat ich es dann doch. Er war sehr nett und ruhig und hörte mir sehr aufmerksam zu. Anschließend fragte er, ob ich mich erinnern könne, dass er mir damals schon, als ich bei ihm war, die Frage gestellt hatte, ob es in unserer Familie eine Rheumaerkrankung gebe. Er hatte damals eine Röntgenaufnahme gemacht, auf der er entzündliche Herde entdeckt hatte. Aber zu jener Zeit stand ich dem Verdacht auf eine Erkrankung wohl so ablehnend gegenüber, dass er nicht weiter darauf eingegangen war. Ihm erschien der Verdacht, den die Krankengymnastin geäußert hatte, überhaupt nicht absurd und er schlug mir eine neue Blutuntersuchung vor. Dann ereignete sich wieder ein komischer Zufall: zwei Wochen später rief ich in der Praxis an, um das Ergebnis der Blutuntersuchung zu erfahren, und man sagte mir, es sei alles in Ordnung. Siehste, habe ich gedacht, dann hatte der andere Arzt also doch recht.

Drei Tage nach dem Anruf hatte ich eine Grippe, weil ich aber zu meinem Hausarzt nicht mehr hingehen wollte, ging ich zu dem Arzt, der die letzte Blutuntersuchung vorgenommen hatte. Als ich in sein Behandlungszimmer kam, sagte er: »Jetzt setzen Sie sich erst einmal hin. Nun müssen wir mal sehen, was wir weiter machen.« Also das Ergebnis war nicht negativ, wie man mir am Telefon gesagt hatte, mit großer Wahrscheinlichkeit war es Bechterew. Die Arzthelferin hatte bei meiner Nachfrage die Karteikarte verwechselt. Da fragte ich mich natürlich, wie wohl das andere Ergebnis zustande gekommen war, das konnte ja genauso gut ein Versehen gewesen sein. Man darf sich wirklich nicht einfach zufriedengeben. Ich dachte: zehn vergeudete Jahre, zehn Jahre Selbstzweifel! Dann wurden weitere Untersuchungen im Krankenhaus bei einem Rheumatologen veranlasst und alle Ergebnisse bestätigten den Verdacht. Jetzt wusste ich es wenigstens und hatte eine Erklärung für diese jahrelangen Qualen.

Da erst habe ich angefangen mir Gedanken darüber zu machen, was werden könnte und was ich dagegen machen könnte. Ich hatte mich nie von den Schmerzen groß einschränken lassen und das hatte ich auch jetzt nicht vor. Aber mir kam keine rechte Idee, was ich tun könnte. Das lag sicher auch daran, dass ich diese Schmerzen schon so lange kannte, mich mit ihnen arrangiert hatte und mich an ein Leben davor kaum noch erinnern konnte.

Obwohl ich mich nicht von den Schmerzen bestimmen lassen wollte, Einschränkungen gab es schon. Tennis konnte ich nicht mehr spielen, also kontinuierlich etwas Anstrengendes durchführen, das ging nicht mehr. Ich habe zwar immer noch Sport gemacht, allerdings mit Einschränkungen. Das geht ja alles ganz langsam, ganz schleichend, es ist nicht so, dass man von einem Tag auf den anderen sagen muss: So, das kann ich jetzt nicht mehr. Der Prozess bleibt oft unbemerkt, die Beweglichkeit wird einfach weniger. Ich konnte z.B. keine langfristigen Verabredungen mehr treffen, wusste ja nie, ob meine Schmerzen das zulassen. Wenn ich Verabredungen absagen musste, musste ich oft wieder erklären, warum. Sogar die besten Freunde haben das oft vergessen, das hat mich schon manchmal gekränkt. Aber ich musste auch oft absagen, weil ich einfach nicht laufen konnte, und hatte dann immer so ein furchtbares Gefühl im Bauch, weil ich mir vorgestellt habe, dass die anderen denken, ich sei eine Hypochonderin, so wie: Die hat auch ewig was!

Meine Eltern, die waren schon sehr besorgt. Obwohl, wenn ich gesagt habe, dass ich heute nicht kommen kann, es geht nicht, ich kann kein Auto fahren, hat meine Mutter oft zu mir gesagt:

»Mensch, du bist doch noch so jung, was soll ich denn sagen?!
Komm erst mal in mein Alter.« Das habe ich eine Zeit lang wöchentlich gehört und höre es auch jetzt noch manchmal. Aber
wenn sie zwischendurch mal gesehen hat, wie schlimm das ist,
war sie schon erstaunt und hat sich ganz große Sorgen gemacht.
Dann sind da noch meine Schwestern, die sind auch ziemlich besorgt, die fragen oft nach, wie es mir geht. Aber auch da ist nicht
permanent Verständnis, schon viel, aber nicht durchgängig. Es
ist schon vorgekommen, dass sie sagten: »Komisch, das ist wohl
nur bei uns, dass du zu den Feiern nicht kommst, hast wohl keine Lust mehr zu unseren Feiern.«
Ich habe aber auch viel Unterstützung erfahren. Zwei Freundinnen waren immer für mich da, die haben mich zum Arzt gefahren, wenn ich das nicht konnte, oder sie haben auf meinen Sohn
aufgepasst, wenn ich ihn nicht mitnehmen konnte. Ja, die ersten
fünf Jahre nach der Geburt meines Sohnes waren wirklich sehr
schlimm. Eigentlich konnte ich morgens gar nicht aufstehen,
aber ich bin natürlich trotzdem unter großen Schmerzen aufgestanden, und während des Frühstücks habe ich dann gestanden.
Mir war es wichtig, dass die Kinder das nicht mitbekommen, die
sollten das nicht mit ansehen, also habe ich dabei gelacht und gesagt, dass das nicht wirklich schlimm sei. Ich hatte aber auch keine lebensbedrohlichen Ängste dabei, so wie ich es von anderen
kenne. Mir fällt dazu eine Situation ein, wie ich oft damit umgegangen bin. Wir wollten zum Freimarkt (Jahrmarkt in Bremen),
aber ich konnte nicht laufen. Also habe ich eine Pille genommen
und dann sind wir gegangen. Natürlich war ich nicht so fröhlich,
wie ich hätte sein können, wenn es mir gut gegangen wäre.
Ich glaube, ich bin oft über meine Grenzen gegangen, weil ich

von meinem Prinzip her sehr aktiv sein muss. Das machte mich auch wütend, durch die Schmerzen so ausgebremst zu sein. Oft hatte ich mir ganz viel vorgenommen, ich habe mir einen Wochenplan gemacht und freute mich so darauf, das alles zu tun. Dann – ich war halb fertig – bums, kamen die Schmerzen und es ging nichts mehr.

Ich hatte keine Trauer und fand es auch nicht schmerzlich, wie es mir ging, ich war wütend, immer wieder wütend. Traurig war ich nur wegen meiner Freunde, wenn ich mich von ihnen verletzt fühlte, weil sie mich manchmal als Jammertante sahen, die immer etwas hat, und weil ich es einfach immer wieder erklären musste. Irgendwann habe ich mal ein Buch über Krankheiten und ihre typischen charakteristischen Merkmale gelesen und unter Bechterew stand dort, das bekommen Menschen, die sich nicht unterordnen können. Ich bekam furchtbare Wut, als ich das las, und dachte: Schon wieder etwas, was nichts für mich ist, was nicht auf mich zutrifft. Aber irgendwie passte es doch. Ich wollte mich nicht unterordnen, ich habe dagegen gekämpft und wollte meine Erkrankung und meine Schmerzen einfach nicht anerkennen, ich wollte auf keinen Fall einen gebeugten, gekrümmten Rücken haben. Habe ich ja auch nicht bekommen. Inzwischen aber habe ich es besser gelernt, ich nehme meine Situation jetzt schon mal an und ich akzeptiere, dass sie so ist, wie sie ist, und komme dann auch besser mit ihr zurecht.

Wenn wir in Urlaub gefahren sind, musste ich, wenn wir angekommen waren, erst eine Tablette schlucken, dann eine halbe Stunde im Auto sitzen und auf die Wirkung warten, damit ich aus dem Auto aussteigen konnte. Den Gipfel aber habe ich erlebt, als ich am Sonntag vor unserer Reise so heftige Schmerzen bekam, dass ich mich gar nicht mehr bewegen konnte. Der Notarzt sagte: »Sicher können Sie in Urlaub fahren. Ich gebe Ihnen jetzt eine Sakralanästhesie (Lokalanästhesie im Bereich des Kreuzbeins), dann laufen Sie eine halbe Stunde umher, damit Ihr Kreislauf nicht zusammenbricht und dann geht das.« Das habe ich gemacht. Das ist verrückt, aber ich habe immer geglaubt, du kannst jetzt nicht krank sein. Die Familie will in Urlaub fahren, es ist alles gepackt, also fahren wir. Ich habe mir keine Gedanken darüber gemacht, ob ich vielleicht in Spanien wieder zusammenbreche und ob ich die beiden Kinder überhaupt versorgen kann. Wenn ich das jetzt erzähle, kann ich kaum glauben, dass ich das wirklich gemacht habe. Doch ich hatte ja auch die Hoffnung, dass das spanische Wetter meinen Knochen guttut, aber das war bei mir so nicht, eher im Gegenteil. Heute weiß ich natürlich, dass Wärme bei einer Entzündung nun wirklich nicht bekömmlich ist.

Auf diese Weise bin ich viele Jahre mit mir und den Schmerzen umgegangen, aber nach einem sehr heftigen Schmerzschub habe ich angefangen, außer Tabletten und Schmerzspritzen selber etwas zu verändern. Ich habe meine Ernährung total umgestellt, kein Fleisch mehr gegessen und überhaupt auf viele mir lieb gewordene Gewohnheiten verzichtet. Dann habe ich Wobenzyme (körpereigene chemische Substanzen, die dem Körper zur Nahrungsaufspaltung dienen) genommen und täglich gymnastische Übungen gemacht und dabei sehr stark abgenommen, ungefähr 15 Kilogramm. Das war eine richtig gute Zeit, ich fühlte mich wirklich fit. Habe auch wieder angefangen zu arbeiten, zwar hatte ich noch Rückenbeschwerden, aber das haben ja sicherlich viele. Ich konnte nachts schlafen, der Schmerz war immer mal wieder da, aber die Zeiträume zwischen den Attacken waren wesentlich länger, und diese habe ich dann mit Spritzen behandeln lassen oder eine Tablette genommen. Mit der Zeit jedoch bin ich auch luschiger mit meiner Ernährung geworden und so stellte sich der alte Rhythmus wieder ein. Der Zyklus der Schmerzattacken war zwar wieder da, aber dennoch nicht vergleichbar mit der Zeit, als mein Sohn noch klein war.

Mein Arzt hatte mich in den vergangenen Jahren schon mehrfach versucht zu überreden, zur Kur zu fahren. Ich wollte damals nicht, habe immer gesagt, dass die Kinder noch zu klein wären. Jetzt aber hatte ich keine Ausrede mehr. Als ich dort angekommen bin, habe ich gedacht: Bist du verrückt geworden? Auf was hast du dich hier eingelassen? Ich habe nur ältere Damen in Faltenröcken und Pudelfrisuren gesehen, es war furchtbar, ich konnte mich mit niemandem identifizieren. Dann der Arzt, der wollte mir etwas über die Krankheit erzählen, ich dachte nur: Ich weiß mehr darüber. Ich konnte da nicht klarkommen und kriegte einen hohen Blutdruck, sehr hoch. Am liebsten wäre ich aus dem Fenster gehüpft, ich wusste wirklich nicht, was ich da sollte, wie ich da gesund werden sollte. Dann hat man mir alle möglichen Anwendungen verschrieben und dort habe ich endlich jüngere Leute getroffen. Ich war bis dahin nie Leuten begegnet, die Bechterew hatten, mit denen ich darüber reden konnte. Das war eine ganz neue Erfahrung für mich und sehr klasse. Nach fünf Tagen habe ich mich dann mit sehr vielen Menschen unterhalten und konnte mich auch auf die Anwendungen und die Gespräche einlassen. Mein Blutdruck wurde wieder normal, ich habe es genossen, dort zu sein. Ich habe die Anwendungen genossen und vor allem zu hören, dass es den anderen nicht viel besser geht als mir und dass sie auch nicht wesentlich andere Dinge gemacht haben als ich. In meinem Kopf spukte oft die Vorstellung, dass es mir wesentlich besser gehen könnte, wenn ich gleich zu einem Rheumatologen gegangen wäre. Also ich habe immer noch gedacht, dass ich irgendetwas versäumt habe, dass ich irgendetwas hätte besser machen können. Aber das war nicht so. Im Gegenteil, mein Arzt hatte mir ungeheuer viele Dinge verordnet, ich hatte ständig Krankengymnastik, das hatten andere nicht. Ich habe Wobenzyme bekommen, Magnesium, Calcium, alles hat er mir regelmäßig verschrieben. Nach dieser Kur hatte ich zwei Jahre lang absolut nichts, natürlich die normalen Schmerzen schon, aber keinen Schubrhythmus, ich musste nicht mehr krankgeschrieben werden. Keinen Schub zu haben bedeutet für mich, ich habe zwar Schmerzen, kann aber aufstehen und kann auch arbeiten. Das ist meine Schmerzmesslatte: Dolche bedeuten Schub, Kartoffelschälmesser sind Normalität.

Vor zwei Jahren ist mein Mann krank gewesen, er hatte starke Rückenschmerzen, es waren keine rheumatischen Leiden, aber es war ganz schlimm. Ich bin mir nicht ganz sicher, ob ich während dieser Zeit nicht zulassen konnte, dass ich auch etwas hatte, aber es ging mir viel besser. Erst als es meinem Mann wieder besser ging, hatte ich einen Schub, ich war sechs Wochen krank. Danach musste ich ganz vorsichtig sein, muss es jetzt auch noch. Ich dachte, ob ich jetzt wieder etwas zulassen kann, meine Schmerzen zulassen kann, ich weiß es nicht. Ich kann zwar aufstehen, gehe auch arbeiten, aber ich brauche zwei Stunden, bis ich mich bewegen kann. Da ich Gleitzeit habe, ist das für mich ja möglich, ich fange dann halt etwas später an.

Obwohl es mir nicht sehr gut geht, hat sich dennoch etwas für mich Wesentliches verändert. Seit einem Jahr bin ich nicht mehr zu meiner tollen Gymnastikfrau gegangen. Ich weiß nicht warum, ich konnte da einfach nicht mehr hingehen, ich hatte einfach keine Lust mehr. Ich wollte das ganze Gerede nicht mehr, es ist immer dasselbe, es geht um Krankheit und darum, wie es mir geht, ich kenne das, es ist immer das Gleiche. Ein schlechtes Gewissen habe ich ihr gegenüber schon, denn sie ist ja wirklich sehr, sehr gut. Ich weiß, ich müsste mich irgendwann mal melden, aber jetzt habe ich den Mut dazu noch nicht gefasst. Jetzt gehe ich ins Sportstudio, dort fahre ich Rad, ich laufe mal auf dem Laufband und mache ein bisschen Muskeltraining für den Rücken, zu den anderen Sachen habe ich keine Lust mehr. Vielleicht will ich einfach Normalität, vielleicht bin ich auf dem Weg der Heilung. Ich bin mir noch nicht ganz klar, warum ich von mir aus gesagt habe: So, da gehe ich nicht mehr hin. Aber mir wird dazu sicherlich noch etwas einfallen.

Ihre Gedanken, Ihre Notizen

Rheuma kann auch wieder gehen – Wege zur Heilung

Die Entstehung rheumatischer Erkrankungen
aus fachlicher Sicht

Der Beginn meiner Krankheit liegt jetzt 30 Jahre zurück. Drei Jahre lang waren damals verschiedene Ärzte auf der Suche nach einer genauen Bezeichnung für die oftmals kaum zu ertragenden Schmerzen. Die Diagnose pcP – primär chronische Polyarthritis – wurde 1977 in einer Rheumaklinik gestellt. Während der drei Jahre hatte ich mich zu einer »klassischen« Rheumatikerin entwickelt. Alle Gelenke waren entzündet und geschwollen und stark in der Bewegung eingeschränkt.

Ist eine frühzeitige Diagnose generell eine Seltenheit oder bin ich in dieser Hinsicht ein Einzelfall? Obwohl es sicherlich auch andere Abläufe bei der Diagnostik von Rheuma gibt, geht aus den Interviews hervor, dass meine Geschichte durchaus nicht außergewöhnlich ist.

Zu Anfang meiner Erkrankung war ich noch sehr unerfahren, kannte mich nur sehr wenig aus mit Medikamenten und deren Wirkungsweise. Von einem Arzt wurde mir ein Kortisonmittel verabreicht, das die Schmerzen binnen kürzester Zeit abklingen ließ. Damals wusste ich nicht, was ich bekommen hatte, der Arzt hatte mich nicht über das Medikament aufgeklärt und ich hatte ihn in meiner Verzweiflung auch nicht danach gefragt. Sein Ratschlag lautete lediglich: »Nehmen Sie dieses Mittel und es wird Ihnen besser gehen.« Das entsprach natürlich meinem Wunsch, denn ich hatte sehr unter den ständigen Schmerzen gelitten und war einfach glücklich über diese Veränderung. Seit langer Zeit ging es mir erstmalig wieder gut.

Einige Wochen später jedoch musste die Kortisondosis erhöht werden, die Schmerzen hatten sich wieder eingestellt. Zwar nicht so heftig wie vor der Kortisoneinnahme, aber ausreichend spürbar, um besorgt zu sein. Ungefähr nach einem Dreivierteljahr bekam ich heftige Nierenprobleme und an meinen Beinen zeigten sich cellulitisähnliche Erscheinungen. Somit musste das Mittel aus Gründen einer Unverträglichkeit abgesetzt werden. Schon kurze Zeit danach traten die Schmerzen und Schwellungen wieder auf, und zwar mit derselben Heftigkeit wie vor der Einnahme des Medikamentes.

Auf die Frage nach den Nebenwirkungen der üblicherweise verordneten Rheumamittel antwortete ein von mir befragter Rheumatologe: »Es gibt keine Nebenwirkungen von Rheumamedikamenten, das ist alles übertrieben.« Wenn das Fach der Medikation beherrscht werde, es vom Arzt wirklich verstanden werde, dann gebe es für den Patienten keinerlei Risiken. »Die Verschreibungen gehören in die Hände eines Fachmannes, in die rheumatologischen, internistischen Fachhände, die anderen sollen ihre Finger davonlassen.«

Wie denken Fachleute, wie denken Ärzte über diese Erkrankung?

Welche Auffassung vertreten sie zur Entstehung von Rheuma? Welche Aussagen können sie über den Verlauf der Krankheit und eine eventuelle Heilung treffen?

Auf meine Frage nach der Entstehung rheumatischer Erkrankungen antwortete der Nienburger Rheumatologe Prof. Dr. Peter Wagener: »Das weiß ich nicht und ich bezweifle auch, dass es überhaupt jemand umfassend beantworten kann. Ich bin da auf jeden Fall sehr bescheiden geworden.«

Prof. Dr. Wagener vertritt die These, dass die genetischen Vorbedingungen zwar ein wesentlicher Faktor seien, eine Risikofamilie jedoch nicht die alleinige Ursache für das Auftreten einer rheumatischen Erkrankung darstelle. Andere, oft unbekannte Umstände und nicht wichtig genommene Ereignisse müssten hinzukommen. Auch die lange in der Medizin vertretene Theorie einer vorausgegangenen Virusinfektion ist nach seinen Erfahrungen nicht der wesentliche Punkt für den Ausbruch einer Rheumaerkrankung.

Ein rheumatisches Geschehen bricht nicht grundlos aus. Sogenannte »Life Events« (besondere Lebensereignisse) haben seiner Meinung nach einen größeren Stellenwert als Infekte oder Ähnliches. Diese Life Events können etwa eine vorausgegangene Operation oder erkrankte Angehörige sein, manchmal aber auch scheinbar banale Kleinigkeiten. Sie spielen eine wesentliche Rolle, begründen allein allerdings keine solche Erkrankung.

Die Syker Heilpraktikerin Gudrun Ruröde benennt eine ähnliche Möglichkeit, gibt allerdings zu bedenken, dass schon eine Disposition vorliegen müsse, wenn ein Mensch so markant auf Ereignisse reagiere. Das heißt, er wurde frühzeitig, vielleicht schon während seiner Kindheit, dahingehend sensibilisiert.

Der Weyher Rheumatologe Dr. Frank Siegler setzt zur Erklärung der Entstehung von rheumatischen Erkrankungen wesentlich auf die genetische Disposition. Die genetische Basis ist diagnostisch anhand der Eiweißfaktoren bestimmbar. Sie ist seiner Meinung nach die Vorbedingung, um überhaupt an Rheuma zu erkranken. Warum aber die Erkrankung zum Ausbruch kommt, welche Umstände sie in Gang setzen, das ist bisher noch unklar. Sicher ist, dass über die möglichen anderen verantwortlichen Komponenten noch eine sehr große Unwissenheit herrscht, da sie bisher nicht diagnostizierbar sind.

Die genetische Disposition als Grundvoraussetzung für einen Krankheitsausbruch ist der einzige Konsens der von mir befragten Ärzte und Heilpraktikerinnen.

Welche anderen Auslöser verantwortlich für den Ausbruch sein könnten und warum die Krankheit bei einigen Menschen schon im Kindesalter, bei anderen mit 18 Jahren oder später auftritt, darüber gibt es stark differierende Ansichten.

Der Syker Heilpraktiker Günter Vorwald hält neben dem »Terrain« der Erbbelastung eine hinzukommende Grundbelastung für bedeutsam. Sie ist dominant daran beteiligt, dass ein Mensch diese Form von Krankheit überhaupt entwickelt. Wenn also, so seine Auffassung, eine Diathese (Neigung des Körpers zu bestimmten Krankheiten) vorliege und man sich zusätzlich nicht entsprechend seiner Blutgruppe ernähre, also eine eklatante Fehlernährung bestehe, könne es zu einer bakteriellen Fehlbesiedlung des Darms kommen. Der Darm vertrage nicht mehr, was man ihm anbiete. Nach seinen Erkenntnissen gibt es eine deutliche Disposition für rheumatische Erkrankungen. Auch psychische Faktoren wie z.B. früh erlebte Traumen nehmen Einfluss, genauso wie ein von Umweltgiften angereichertes Blut, in einigen Fällen auch nur ein falscher Schlafplatz. Die namentliche Benennung der Beschwerden ist daher für ihn sekundär, primär von Bedeutung ist eine breit angelegte Analyse, um die Ursachen genauestens zu erforschen.

Eine Fehlernährung über viele Jahre ist für die interviewten Heilpraktiker der zweite, aber sehr wesentliche Aspekt, der zu einer rheumatischen Erkrankung führen kann.

Gudrun Ruröde ist sich sicher, dass die Vorfahren nicht zu verleugnen sind, dass eine ererbte starke oder schwache Konstitution einen Einfluss auf die Gesundheit des Menschen hat. Doch für sie ist ebenso gewiss, dass die Ernährung dabei eine sehr wesentliche Rolle spielt. Die erste Komponente ist eine unabänderliche, damit müssen wir uns abfinden. Die zweite jedoch ist wesentlich, da sie vom Menschen beeinflusst und verändert werden kann.

Viele Patienten glauben, dass das, was sie essen, gesund ist, sie haben sich gut über krankmachende oder gesunderhaltende Ernährung informiert, sie haben aber verlernt, zu erspüren, ob ihnen das vermeintlich Gesunde wirklich bekommt.

»Wir leben nicht von dem, was wir essen, sondern von dem, was wir verdauen können. Viele Menschen trauen sich nicht, darauf zu hören, was ihr Körper ihnen sagt. Und der Körper hat immer die richtige und kluge Antwort auf alles, was wir tun, klüger als jedes Lehrbuch. Auch wenn alle klugen Leute sagen, das ist richtig für dich, und der Körper sagt nein, dann hat der Körper in dem Fall recht. Diese Sensibilität: Was tut mir eigentlich gut, worauf reagiert mein Körper mit Wohlbefinden?, das muss man wieder lernen und das kann man auch.«

Auch die Hoyaer Heilpraktikerin Christel Neinhardt hält die genetische Disposition und eine falsche Ernährung für die Hauptursachen einer rheumatischen Erkrankung. Ihrer Auffassung nach hätte die genetische Bedingung keinen so großen Einfluss mehr auf die Gesundheit und wäre weitestgehend entkräftet, wenn die Menschen mit Rheuma sich wirklich anders ernährten.

Eine von den bisherigen Theorien zur Krankheitsentstehung abweichende Meinung vertritt die Naturheilärztin Karin Hesse. Auch sie negiert nicht die genetische Anlage und deren Einfluss, hält sie jedoch nicht für so wesentlich. Ihre Idee zur Entstehung von Krankheit, in diesem Falle von Rheuma, ist, dass die Menschen ihre in frühester Kindheit entstandenen »negativen« Gefühle über Jahre in ihrem Körper festhalten. Um dieses System aufrechtzuerhalten, muss der Kraftaufwand des Körpers ständig erhöht werden. Die Folge ist, dass die Lebensenergie nicht mehr ungehindert durch den Körper fließen kann. »Auf der Energieebene, auf der ich mit der Familienaufstellung arbeite, lasse ich auch Symptome aufstellen, also auch ein Symbol für Rheuma. Dabei ist mir aufgefallen, dass Leute mit Rheuma ganz unterschiedlich viel Groll in sich tragen, sehr verbittert sind und sich schikaniert fühlen von anderen. Also einen tiefen inneren Groll in sich haben, den sie nicht loslassen können und von dem sie einfach nicht wissen, woher er kommt. Das ist etwas, was tief unbewusst abläuft. Also, ich glaube, dass die Entstehung auf einer solchen Ebene stattfindet.«

Sie hat weiter beobachtet, dass der Rheumatiker seine Kraft dafür braucht, diese Gefühle ganz festzuhalten, und dass der Körper währenddessen immer starrer und energieloser wird. Rheuma wirkt, so ihre Erfahrung, von innen heraus zerstörend und die Symptome auf der körperlichen Ebene zeigen dies dann sehr deutlich. Die innere Weisheit des Körpers bringt hervor, was ein Mensch sonst in seinem Alltag nicht mehr wahrnimmt. Die Seele sucht sich über den Körper ihren Ausdruck, demnach ist das Rheuma eine nach außen sichtbare Botschaft an diesen Menschen.

Auch Gudrun Ruröde hält es für denkbar, dass über den Körper etwas ausgedrückt wird. Etwas, für das der Mensch auf anderen Wegen bisher nicht ansprechbar war. Der Körper erzählt eine Geschichte, die man bisher nicht wahrgenommen hat. Für ihre medizinisch-therapeutische Arbeit ist die Vergangenheit des Patienten jedoch nicht primär wichtig. Sie betrachtet eher die gegenwärtige Situation des Menschen, sucht dort die möglichen Auslöser für die Erkrankung. Der Körper sagt z.B.: »Ich zeige dir jetzt die gelbe Ampel. Das heißt, so wie du bisher gelebt hast, kannst du nicht weitermachen, sonst gerätst du vollkommen in die Sackgasse.« Die Gründe für diese Warnung können ihrer Meinung nach sehr unterschiedlich und vielfältig sein. Während der eine seinen Schlafplatz untersuchen lassen und vielleicht verändern muss, kann es durchaus sein, dass der andere sich ständig überfordert, also seinen Lebensstil überdenken muss.

Die körperliche ebenso wie die seelisch-geistige Ebene sind nach Gudrun Rurödes Auffassung als Ausgangspunkt einer Krankheit vorstellbar. Die Symbolsprache des Körpers sieht sie nicht nur als Unglück, sondern eher als einen Hinweis darauf, dass etwas nicht mehr stimmig ist im Leben dieses Menschen und darum Beachtung finden sollte.

Die Erbanlagen, besondere Ereignisse, auch traumatische, einschneidende Lebensveränderungen, falsche Ernährung, Umweltgifte, dazu zählt auch Elektrosmog, und festgehaltene Gefühle sind zusammengefasst die Faktoren, die nach Meinung der von mir befragten Ärzte und Heilpraktikerinnen verantwortlich für eine rheumatische Erkrankung sein können. All diese hier beschriebenen Rheuma auslösenden Faktoren können aber auch für andere ernsthafte Erkrankungen zutreffend sein. Es gibt typisch rheumatische Erkrankungskennzeichen, anscheinend jedoch keine nur rheumatypischen Auslöser. Diese Tatsache impliziert, dass die Heilungschancen bei Rheuma ebenso vorhanden und möglich sein können wie bei allen anderen ernsthaften Erkrankungen.

Ihre Gedanken, Ihre Notizen

Krankheit als Ungleichgewicht von Körper und Geist

Krankheiten fliegen uns nicht einfach zu. Sondern, so schreibt Dr. John DIAMOND in seinem Buch »Die heilende Kraft der Emotionen« (2001), sie entstehen auf der Energieebene, um dann allmählich auszuwachsen. Viele Menschen glauben, Krankheit sei eine feindliche Macht, die uns überrasche und vollkommen grundlos angreife. Daher ist für uns nur schwer einsehbar, dass Krankheit eine Folge unserer gesamten Lebensweise ist, eine Folge von allem, was wir in den Jahren eingeatmet, gegessen, getan, unterlassen, gedacht oder verdrängt haben. Diamonds Überzeugung nach haben wir über viele Jahre etwas getan, was unsere Organe aus dem Gleichgewicht gebracht hat. Der Energiehaushalt des Körpers ist gestört, und es kann Jahre dauern, bis sich eine organische Krankheit offenbart.

Andrew WEIL vertritt in seinem Buch »Heilung und Selbstheilung« (1988) eine ähnliche Auffassung: Wir Menschen sind nicht nur Körper – Geist und Körper sind eine Einheit, sie sind zwei Pole unseres Seins. Das Nichtkörperliche und das Körperliche sind voneinander völlig durchdrungen, sie können voneinander getrennt nicht existieren. Diese Tatsache ist in dem Begriff Psychosomatik enthalten. Alle Krankheiten sind psychosomatisch, das bedeutet, sie weisen sowohl psychische als auch physische Komponenten auf. Es heißt nicht, dass die physischen Symptome direkt von der Psyche verursacht worden sind. Leider wurde der Begriff »psychosomatisch« durch viele Jahre falschen Gebrauchs verwässert. Oft wird er sogar mit dem Glauben verbunden, dass die Krankheit übertrieben oder nicht real wäre, sondern auf einer Art Einbildung beruhe.

Eine vergleichbare Darstellung vom Wesen der Krankheit findet sich in der ayurvedischen Medizin. Sie gilt als eine der ältesten Heilmethoden der Welt und stammt von der vedischen Hochkultur Altindiens. Der Begriff Ayurveda setzt sich aus zwei Wörtern aus dem Sanskrit zusammen. »Ayur« bedeutet Leben, »Veda« Wissen, also die »Wissenschaft vom Leben«. Laut dieser traditionellen Gesundheitslehre liegt die »Wissenschaft des Lebens« im Inneren eines jedes Menschen, am Ursprung seines Denkens, Handelns und Empfindens, im eigenen Selbst. Das eigene Selbst ist nach vedischen Texten der stille Hintergrund von Wissen, Bewusstsein und Wahrnehmung, der in uns allen vorhanden ist, aber oft durch unseren Lebensstil zum Schweigen gebracht wird. Er ermöglicht uns, aus unserem inneren Wissen heraus intuitiv zu handeln. Hierher gehört auch der Aspekt der Ernährung. Wer seine wahre Konstitution entdeckt hat, ist in der Lage, eine gesundheitserhaltende Nahrung zu sich zu nehmen. Der Verstand allein kann das nicht leisten. Wenn wir es aber zulassen, dass wir uns von den täglichen Ereignissen des Lebens beherrschen lassen, kaum noch Zeit haben und die Stille mit uns selbst vermeiden, verlieren wir den Kontakt zu dieser Quelle von klarer Entscheidung und vollkommener Gesundheit in uns. Nur die Entscheidungen, die aus der Tiefe des Herzens kommen und nicht zu stark vom Intellekt beeinflusst werden, sind weise Ratgeber, sie entspringen der Einheit des Selbst und dienen der Erhaltung der Gesundheit. Krankheit wird als Störung des inneren Gleichgewichts von Körper-, Seele- und Geistebene aufgefasst. Während unsere moderne Medizin die Ursachen von Krankheiten in physikalischen und biochemischen Bereichen sucht, bezieht sich der Ayurveda-Ansatz bei der Ursachenforschung von Erkrankungen sehr direkt auf die grundlegendste Bewusstseinsebene. Sein eigenes Selbst, die eigene Stimme nicht mehr zu hören und ihr im Leben nicht den nötigen Ausdruck zu ermöglichen, schafft ein ständiges Ungleichgewicht in Geist und Körper und führt letztlich zu Krankheit und Leid.

Ihre Gedanken, Ihre Notizen

Schwierige Wege in meinem Rheumaleben

Zu Beginn meiner Rheumaerkrankung habe ich alle hier von den Fachleuten genannten Entstehungsfaktoren in meine eigene Ursachenforschung einbezogen, habe sie durchdacht und dahingehend überprüft, ob sie für meine Krankheit verantwortlich sein könnten. Eine Disposition war bei mir eindeutig zu erkennen. Mein Großvater mütterlicherseits hatte einige Jahre im Rollstuhl verbracht. Damals hieß es, dass er an Gicht erkrankt sei. Ob das wirklich stimmte und was die Ursache für seine spätere Genesung gewesen war, konnte ich leider nicht mehr herausfinden.

Auf der väterlichen Seite gibt es ebenfalls eine rheumatische Erbbelastung. Meine Tante erkrankte schon als junge Frau an einer pcP. Sie wurde mehrfach an ihren Händen, Füßen und Kniegelenken operiert und hatte bis zu ihrem Tod immer mit rheumatischen Schmerzen und Behinderungen zu kämpfen.

Dass auch Ereignisse, die Prof. Dr. Wagener Life Events nennt, für den Ausbruch der Krankheit verantwortlich sein können, das vermutete ich schon zu Anfang meiner Erkrankung. Ich hatte kurz vor ihrem Ausbruch eine mein weiteres Leben sehr beeinflussende Entscheidung getroffen. Mein Mann und ich hatten ein altes, einige Kilometer vom nächsten Ort entfernt liegendes Haus gekauft. Nach den notwendigsten Umbauten waren wir mit unserer dreijährigen Tochter dort eingezogen. Kurz nach dem Umzug wurde mir jedoch klar, dass es für mich nicht die richtige Entscheidung war. Ich fühlte mich nicht glücklich dort und musste erkennen, dass ich diese Entscheidung nicht wirklich für mich getroffen hatte, eher hatte ich dem Wunsch meines Partners entsprochen. Zwar hatten wir diesen Umzug als Versuch geplant, also sehr wohl einkalkuliert, dass es auch eine Fehlentscheidung sein könnte. Wir waren uns darüber einig, dass, wenn einer von uns nicht glücklich wäre mit dieser Wohnsituation, wir gemeinsam eine neue Entscheidung treffen würden.

Mein Mann hingegen wohnte sehr gerne dort, war allerdings traurig darüber, dass es mir nicht gefiel. Bevor wir eingezogen waren, hatten wir zwar schon einiges umgebaut und verändert, fertig war das Haus aber bei Weitem nicht. Nur mit großem finanziellem Verlust hätten wir es wieder verkaufen können. Auch das war ein Grund, warum mein Mann sich einen erneuten Orts- und Wohnungswechsel nicht vorstellen konnte, ihn ablehnte. Zudem erinnerte er sich nicht mehr an unsere damalige, gemeinsam getroffene Absprache.

Seine Haltung enttäuschte und kränkte mich zutiefst. Ich bekam das Gefühl, mich in einer aussichtslosen Situation zu befinden. Unser zweites Kind wurde geboren, ein wirklicher Grund zur Freude, trotzdem wurde ich immer unglücklicher und sah keine Möglichkeit zu einer Veränderung. Ich fühlte mich wie gelähmt und machte mir deswegen noch Vorwürfe. Es hat nicht lange gedauert, da war ich nicht allein psychisch unbeweglich, ich konnte mich tatsächlich nicht mehr (weg)bewegen. Ich war krank geworden. Der Fokus meiner Aufmerksamkeit wechselte gänzlich von meiner unglücklichen Situation hin zu meiner Erkrankung.

Einige Jahre später, während meines ersten Aufenthaltes in der Rheumaklinik, besprach ich dieses Thema mit einem der dortigen Ärzte. Der Arzt wehrte meine Vermutung, dass eine aussichtslose Situation als Auslöser für meine Krankheit infrage käme, als unsinnig ab. Nach diesem Gespräch legte ich meine Annahme zwar nicht ganz zur Seite, war jedoch sehr verunsichert und folgte den Verordnungen der Klinikärzte. Eine andere Möglichkeit sah ich nicht, ich wollte von den Schmerzen befreit werden, das war damals mein Hauptanliegen. Gold, Resochin (Antirheumatikum) und Kortison wurden daraufhin meine Realität. Leider wurden mir meine Symptome durch die Medikamente, die mir in der Klinik verordnet wurden, nicht langfristig genommen. Meine schon geschilderten Erfahrungen mit dem von mir aufgesuchten Orthopäden stammen aus dieser Zeit. All diese Erlebnisse hatten mich gelehrt, dass ich so nicht wieder gesund werde würde, und ich begann meine damaligen Vermutungen zur Entstehung meiner Beschwerden wieder ernster zu nehmen.

Verstärkt beschäftigte ich mich mit meinen Emotionen, wollte wissen, ob ich das, was ich fühle, auch zum Ausdruck bringe. Angst war das Gefühl, das mir dabei am häufigsten begegnete. Ich hatte Angst vor allen nur denkbaren Situationen. Aus dieser Angst heraus hatte ich in der Vergangenheit meine Entscheidungen getroffen, besser gesagt, ich hatte sie von anderen treffen lassen, hatte nur zugestimmt. Mit dieser neuen Erkenntnis ging ich auf die Suche nach einem Therapeuten. Obwohl ich wusste, dass es der richtige Schritt war, den ich tat, war er mit sehr viel Scham besetzt. Ich schämte mich, dass ich mein Leben nicht allein bewältigen konnte, und ich hatte Angst davor, dass die Freunde diesen Mangel bemerkten, daher hielt ich ihn lange geheim. Aber ich machte weiter, denn ich war entschlossen, meine ängstlichen Gefühle zu erforschen, wollte herausfinden, worin dieses Verhalten begründet lag. Die Therapie schließlich tat mir gut und sehr langsam kam ich aus der Lähmung und den Schmerzen heraus.

Ich hatte mich nach Alternativen für die von mir inzwischen abgesetzten Medikamente erkundigt und fand eine Heilpraktikerin, mit der ich gut zusammenarbeiten konnte. Ich ließ meinen Schlafplatz untersuchen, veränderte meine Ernährung, fing an, meinen Körper zu trainieren, meldete mich beim Yogakursus an und machte zusätzlich täglich zu Hause meine Übungen.

Mit der Zeit ging es mir wieder recht gut. Ich lebte nach wie vor in unserem Haus und meine Kinder hatten ein Alter erreicht, in dem ich sie zeitweise allein lassen konnte, sodass ich mit gutem Gewissen, zumindest stundenweise, wieder arbeiten gehen konnte. Die Krankheit war in den Hintergrund getreten, aber nicht erledigt. Ich hatte mich arrangiert, mit der Situation und meiner Erkrankung. Ich hatte mein Leben wieder im Griff und es war insgesamt wieder lebendiger und interessanter geworden. Wichtiger aber war für mich die Tatsache, dass ich wieder mehr Kraft verspürte. Diese Müdigkeit, die so lange angehalten hatte, hatte sich verabschiedet.

So wurde ich immer mutiger. Irgendwann begann ich mich zu fragen, was ich noch mit meinem weiteren Leben anfangen wollte. Diese Fragestellung weckte alte Sehnsüchte in mir. Dinge, die ich schon immer hatte tun wollen, aber aus Angst davor, sie nicht zu schaffen, bisher nicht in Angriff genommen hatte.

Zuerst erfüllte ich mir den lange gehegten Wunsch, meine Hochschulreife in Abendkursen nachzuholen. Eine große Herausforderung und Belastung, dieses mit Familie und Berufstätigkeit zu vereinbaren. Oft hatte ich Gewissensbisse gegenüber meiner Familie. Doch ich glaube, meine vorherige Krankheit hatte sie stärker belastet.

Die größte und schwierigste Veränderung aber hatte ich noch vor mir. Ich wusste schon sehr lange, dass ich meine Familie verlassen musste und damit auch das Haus, in dem ich über so lange Zeit unglücklich gewesen war. Schließlich mietete ich mir eine kleine Wohnung, in die ich allein, ohne meine beiden Töchter, zog. Ich wusste, dass es eine für meine Gesundheit unbedingt notwendige Veränderung war, dennoch war es die allerschmerzlichste. Diese Zeit war absolut nicht leicht für mich. Mit vielen Ängsten und oftmals schlechtem Gewissen hatte ich zu kämpfen, denn: Ich hatte meinen Mann mit den Kindern alleingelassen. Ich, die ich die Kinder über viele Jahre immer an die erste Stelle gestellt hatte, ihre Bedürfnisse zuerst beachtet hatte, ging jetzt ohne sie. Obwohl ich wusste, dass sie alt genug waren für diese Veränderung und wir auch weiterhin Kontakt hatten, fühlte ich mich als eine schlechte Mutter. Dennoch, trotz all dieser widersprüchlichen Empfindungen, ging es mir mit der neuen Realität, die ich mir geschaffen hatte, wesentlich besser, ich war zufriedener.

Gleichzeitig beschloss ich, mir meinen nächsten Traum zu erfüllen – ich begann zu studieren. Die jetzt doppelte Haushaltsführung konnte mein Mann natürlich nicht allein bestreiten. Damit mein Wunsch nicht an der Finanzierung scheiterte, suchte ich mir eine Arbeit, die ich in den Abendstunden und an den Wochenenden ausüben konnte.

So, wie es in einigen Interviews zu lesen ist, kann auch ich sagen, ich habe mein Leben komplett verändert. Viele Jahre habe ich für diesen Prozess gebraucht. Jeder Schritt, den ich gegangen bin, hatte auch etwas mit meiner Erkrankung zu tun. Jedes Mal standen die Fragen im Vordergrund: Schaffe ich das? Habe ich die Kraft? Ist das richtig für mich, lässt mein Rheumaleben das zu? Oder kostet es mich doch zu viel Kraft, bekommt es mir nicht, und die alten, bekannten Schmerzen stellen sich wieder ein? Bei Ausbruch meines Rheumas hatte ich noch geglaubt, wenn meine

Gelenke wieder schlank und beweglich wären, hätte ich mein Ziel erreicht. Dass aber immer der ganze Mensch krank ist, wie Prof. Dr. Wagener es ausdrückt, habe ich nur langsam verstanden. Dass ich mich auf dem Weg der Genesung mit vielen unterschiedlichen Aspekten meines Wesens und meines Lebensstils auseinanderzusetzen hatte, wurde mir erst während des Prozesses bewusst. Auch einige meiner damaligen Vorstellungen über Gesundheit und Krankheit musste ich dabei als Illusion erkennen und verändern. Dazu gehörte mein Glaube, dass allein ein Arzt verantwortlich für mein Wohlergehen sei und mich heilen könne. Doch trotz all dieser Auseinandersetzungen, der Ängste und Zweifel bin ich diesen Weg gegangen, der mich letztendlich in die Schmerzfreiheit führte.

Und heute? Obwohl ich heute symptomfrei bin, keine Schmerzen mehr habe, den kritischen, kontrollierenden, besorgten Blick auf meinen Körper habe ich immer noch, er ist gut erlernt. Kleinste Anzeichen eines Schmerzes werden sofort mit der Erinnerung an die damaligen und so gut bekannten Anzeichen abgeglichen. Die Angst vor einem erneuten Ausbruch der Erkrankung bleibt sehr lange bestehen. Das ist auch der Grund dafür, dass ich von meinem Leben als einem Rheumaleben spreche.

Ihre Gedanken, Ihre Notizen

Welche Heilungsmöglichkeiten sehen Fachleute?

»Ich würde«, so Bärbel A., »einem Menschen, der gerade erkrankt ist, erst mal erklären, dass es verschiedene Verläufe gibt.
Rheuma ist schon eine schlimme Krankheit, aber es muss nicht
immer auch das Schlimmste werden. Ich denke, einem jungen
Menschen sollte man das nicht sagen, der muss nicht mit dem
Schlimmsten konfrontiert werden. Dem muss man schon ein
bisschen Hoffnung machen. Als das bei mir alles anfing, hat mir
ein Arzt gesagt: ›Sie sitzen in fünf Jahren im Rollstuhl.‹ Das fand
ich so furchtbar, ich habe die ganze Nacht geheult. Ich fand das
unverschämt und es ist ja auch so nicht eingetreten. Ich habe
schon Verformungen und kann mich nicht mehr so gut bewegen,
aber im Rollstuhl sitze ich nicht. Wenn ich ihm heute begegnen
würde, dann würde ich ihm schon meine Meinung darüber sagen
– aber damals konnte ich das nicht.«

Dieses Urteil wurde auch über mich gesprochen und auch ich habe es damals als einen Schock erlebt. Ich wollte es nicht glauben,
wollte das Gehörte schnell wieder aus dem Gedächtnis streichen,
am liebsten gar nicht gehört haben. Aber es sind doch die Ärzte
und Heilpraktiker, also die Fachleute, an die wir uns in unserer
Not wenden, und wenn diese Experten uns so etwas sagen, hat
das ein großes Gewicht. Wie sollten wir ihnen nicht glauben?
Wie sollten wir ihnen gar widersprechen? Es braucht Zeit, viel
Zeit, um dieses Urteil aus dem Bewusstsein zu streichen.

Was also sagen die von mir befragten Fachleute über die Gene-
sungschancen, glauben sie an eine Heilung? Welche Ratschläge
geben sie? Welche Rheumabehandlung ist aufgrund ihrer Erfahrungen die beste?

Die Heilpraktikerin Gudrun Ruröde hält es für durchaus denkbar, dass eine Krankheit auf der seelisch-geistigen Ebene entstehen kann, sicher ist sie sich darüber, dass sie von ihr beeinflusst wird: »Denn die Hirnforscher und die Biophysiker haben nachgewiesen, dass jeder Gedanke, den man hat, eine chemische oder eine energetische Information hervorruft. Alle unsere Zellen haben einen Zellkern. Diesen kann man sich wie einen Superminicomputer vorstellen. Er nimmt von allen Zellen die energetische Sprache auf und gibt die eigene Information an alle Zellen weiter.« Das lässt, so ihre Auffassung, mit Sicherheit den Rückschluss zu, dass das, was wir denken, uns auch prägt. Es ist eben nicht egal, ob wir uns fünf Jahre freuen und voller Neugierde auf etwas hinarbeiten oder ob wir fünf Jahre in Erwartung von etwas Schrecklichem traurig durch unseren Alltag gehen. Das äußert sich auch auf der Körperebene.

Wenn einem Patienten schon im Wartezimmer etwa durch dort ausliegende Informationsschriften die Botschaft vermittelt wird: »Deine Krankheit ist nicht heilbar«, dann bleibt das nicht ohne Wirkung auf dessen Gedanken und Gefühle. »Das manipuliert und blockiert«, so Gudrun Ruröde. »Man geht in der Erwartung zu einem Arzt, dass man sich jetzt abgeben darf, er ist der Experte, der macht das jetzt schon, das ist die normale Situation. Wenn der Patient mit der Vorinformation ›Rheuma ist nicht heilbar‹ aus dem Wartezimmer ins Sprechzimmer kommt, ist er erst mal gläubig; und solange er das glaubt und der Arzt ihn nicht vom Gegenteil überzeugt, ist es in ihm drin und er kann gar nicht gesund werden. Einstein drückte es folgendermaßen aus: ›Materie ist verfestigter Geist.‹ Also, alles, was wir denken, was wir fühlen, was uns bewegt, hat eine Wirkung auf all unsere Zellen.«

Ihre Erfahrungen mit den Patienten haben die Heilpraktikerin gelehrt, dass die Regeneration und die Selbstheilungskräfte wirklich im Menschen vorhanden sind, denn wenn es sie nicht gäbe, gäbe es auch keine Gesundheit. Solange der Mensch lebt, besteht die Möglichkeit der Regeneration, also auch der Heilung durch ihn selbst. Diese Selbstheilungskräfte sind bei kranken Menschen gestört und müssen auf der körperlichen Seite unterstützt und gekräftigt werden.

Oberste Priorität in den heilpraktischen Methoden Gudrun Rurödes hat die homöopathische Therapie nach Prof. Enderlein, zu der auch die Dunkelfeldmikroskopie zählt. Ein Blutstropfen in 1000-facher Vergrößerung gibt Auskunft über den Zustand des Immunsystems, über die Sauerstofftransportfähigkeit der Zellen und die Gesamtbelastung des Blutes. Mit dieser Art der Diagnostik ist es möglich, krankhafte Veränderungen im Körper frühzeitig zu erkennen. Die homöopathische Rheumabehandlung setzt hier an und versucht, den gestörten Stoffwechsel des Rheumatikers aus dem pathologischen in den gesunden Zustand zu überführen.

Rurödes Empfehlung für den Patienten ist, ausreichend gesundes Wasser zu trinken. Vielleicht muss er auch über einen gewissen Zeitraum eine Art Schonkost zu sich nehmen. Eine Fastenkur kann in vielen Fällen eine sehr gute, den Heilungsprozess unterstützende Maßnahme sein.

Auch die Naturheilärztin Karin Hesse ist der Auffassung, dass die Selbstheilungskräfte im Menschen vorhanden sind und dass daher jede Erkrankung heilbar sein müsste. Für sie sind Krankheiten eine Möglichkeit, über den Körper seelische Fehlentwicklungen, also »falsche« Denkmuster, sichtbar zu machen. Auf diese Weise kann der Kranke bestimmte Verhaltsweisen erkennen, überprüfen und korrigieren. Krankheiten sieht sie als einen Spiegel der Seele. Die Seele transportiert über den Körper Dinge ans Licht, die der Kranke sonst nicht wahrnehmen könnte.

Die Arbeitsweise Karin Hesses ist die der systemischen Familienaufstellung. Familien- und Problemaufstellungen finden auf der vierten Energieebene, d.h. auf der seelischen Ebene statt. Dort sind Raum und Zeit aufgehoben, sodass hier unbewusst wirkende Muster – meist aus der Kindheit resultierend – sichtbar gemacht werden können.

Wenn ein Rheumatiker zu ihr kommt, hört sie immer ganz genau hin. Mit welchen Anliegen kommt er, was möchte er von ihr? Ein besonderes Augenmerk richtet sie auf die Symptome, ihre Ausprägungen und ihre Bedeutung für den Patienten. Dann versucht sie, mit dem Kranken herauszufinden, ob es irgendetwas in seinem Leben gibt, was ihn stark belastet. Hat er Groll, ist er verbittert oder ist in der Kindheit etwas Schlimmes passiert, was ihn heute krank macht? Die Psyche spielt bei Rheumatikern eine sehr große Rolle. Was ihnen am meisten fehlt, so Hesse, ist Liebe: »Die haben einen ganz großen Liebesmangel und sind ihr Leben lang auf der Suche nach Liebe und Anerkennung.«

Die Erfahrungen aus der Arbeit mit rheumatisch Erkrankten haben ihr gezeigt, dass die Ursachen auch ganz wesentlich in einer »mangelnden positiven Lebenssicht« zu finden sind. Diese drückt sich in Sorgen, negativen Gedanken und der Tendenz zu kritisieren aus. Die Patienten neigen dazu, das Negative zu sehen und zu betonen. »Gifte und Schlacken«, die sich im Körper ansammeln und Schmerzen verursachen, verdeutlichen das.

»Wir Menschen verfügen über ungeahnte Selbstheilungskräfte,

und wenn wir die Botschaft der Krankheit beziehungsweise der Symptome verstanden haben, können wir uns entscheiden, unsere Denkmuster zu verändern.« Ihre Aufgabe als Ärztin und Psychotherapeutin sieht Karin Hesse darin, Menschen in der Stärkung dieser Selbstheilungskräfte zu unterstützen. Selbstverständlich ist für sie, dass auch die körperlichen Beschwerden behandelt werden müssen. Wirklich heilen, davon ist sie überzeugt, kann sich jeder Mensch nur selbst. Für sie geschieht Heilung immer von innen und nicht von außen. Sie wird sich aber im Außen zeigen.

Vor diesem Hintergrund sei es für alle Patienten wesentlich, ob sie an ein »Energiefeld der Hoffnung« oder an ein »Energiefeld der Hoffnungslosigkeit« und damit an den Glauben an die Unheilbarkeit ihrer Erkrankung »angeschlossen« sind. Wird einem Patienten schon im Erstgespräch vermittelt: »Das werden Sie nie wieder los, das wird Sie ab jetzt immer quälen«, wird er in die eigene Überzeugung der Hoffnungslosigkeit eingeschlossen. Diese Hoffnungslosigkeit erzeugt eine andere Energieschwingung als die Aussicht auf Heilung. Eine positive Lebenseinstellung ist für Rheumatiker daher eine Grundvoraussetzung jeglicher Heilung. Dass eine positive Grundhaltung des Patienten nicht ohne Wirkung bleibt, davon ist auch der Rheumatologe Dr. Frank Siegler überzeugt. Untersuchungen aus der Osteoporoseforschung belegen, dass das Schmerzempfinden durch eine solche Einstellung beeinflusst und vermindert werden kann. Zwar ist eine positive Haltung von großer Bedeutung für das Alltagsleben, sie hat jedoch seiner Meinung nach keinen nennenswerten Einfluss auf den weiteren Krankheitsverlauf.

Frank Siegler ist der Auffassung, dass sich dieses Phänomen auch auf Menschen mit einer rheumatischen Erkrankung übertragen lässt. Rheumakranke mit einer positiven Haltung kommen viel leichter mit den Schmerzen und den Einschränkungen zurecht als die Patienten, die eher mit einer depressiven Grundeinstellung dem Leben gegenüberstehen. Heilung der Rheumaerkrankung kann es seiner Ansicht nach allerdings nicht geben. Was an den Gelenken durch die Krankheit beschädigt wurde, sei nicht reparabel. Auch dass es gelingen könnte, die Krankheit zum Stillstand zu bringen, bezweifelt er. Das würde bedeuten, dass in den Folgejahren keine Hinweise mehr auf eine rheumatische Erkrankung aufträten, und das hält er für ausgeschlossen: »Derzeit, nach unserem jetzigen Kenntnisstand, nein. Das würde ja auch der Theorie von der Genetik widersprechen.«

Dennoch sei ein Aufhalten der Krankheit mit den heutigen Therapiemethoden möglich, meint Siegler. Die Art der Therapie ist dabei abhängig von der Aktivität der Erkrankung. Bei Polyarthritis-Patienten mit niedrigem zerstörerischem Aspekt lässt sich eher eine entzündungshemmende Basistherapie durchführen. Völlig anders ist die Medikation dann, wenn in einem kurzen Zeitraum eine dramatische Gelenkveränderung zu erwarten ist. In einem solchen Fall ist eine Entzündungsmedikation in einer sehr hohen Dosis zu verabreichen, so Dr. Siegler. Wichtig ist grundsätzlich, dass der Rheumakranke beweglich bleibt, dass er sich auch selbst bewegt. Die Muskulatur baut sich immens schnell ab, diese Wahrheit muss dem Patienten vermittelt werden. Dass er im Leben bleibt, dass er nicht zum Pflegefall wird, dafür sei eine positive Lebenseinstellung immens wichtig; für eine Heilung jedoch sei sie irrelevant, da diese nach seiner Erfahrung eher ausgeschlossen ist.

Der Rheumatologe Prof. Dr. Peter Wagener beantwortete die Frage nach einer möglichen Heilung der Erkrankung eindeutig: »Frei von Medikamenten sind die Patienten in der Regel nie. Wenn alles ganz optimal verläuft, dann kann es vorkommen, dass mal ein Patient ganz aus dem Geschehen rauskommt. Dieses Ziel würde ich mir aber so auch nicht stellen, es ist meiner Meinung nach viel zu hoch angesetzt.«

Behandelbar ist die Krankheit seiner Ansicht nach gut. Erreicht werden kann, dass die Patienten erscheinungsfrei, d.h. wirklich funktionsfähig und mit sich zufrieden sind. »Wenn das gelingt, hat man schon viel erreicht«, fasst Prof. Wagener zusammen. Die Medikation ist dabei sehr individuell, komplex und teilweise auch »exotisch«. Doch meistens, so der Rheumatologe, greifen schon die sogenannten Standards wie MTX (Methotrexat, Antirheumamittel) plus Phytotherapie (Pflanzenheilkunde).

Das Arzt-Patienten-Gespräch hat seiner Meinung nach für die Behandlung einen hohen Stellenwert. Es sei wichtig, eine gute Basis zu schaffen, schließlich werde nicht einfach ein Blutdruck behandelt, sondern der ganze Mensch sei erkrankt. Der Kranke muss das Gefühl bekommen, in seiner Not verstanden zu werden. Er muss Vertrauen entwickeln, wissen, dass er sich in Fachhände begeben hat und eine professionelle Behandlung erfährt. Er muss in die Zukunft schauen, einen Blick dafür bekommen, was in den nächsten 10 bis 20 Jahren auf ihn zukommt: Operationen, Spritzen und vieles mehr – dies ist von ihm allein nicht zu leisten, für diesen Blick benötigt er Unterstützung. Daher, so Wagener, ist eine Art Partnerschaft, ein vernünftiges Miteinander, die Grundvoraussetzung einer erfolgreichen Behandlung. Das betrifft nicht allein den behandelnden Arzt, sondern auch alle

Mitarbeiterinnen. Zwischen den Patienten und dem Praxisteam sollte ein Nehmen und Geben entstehen. Ohne eine vertrauensvolle Atmosphäre, glaubt Peter Wagener, ist keine erfolgreiche Arbeit möglich.

Die Heilpraktikerin Christel Neinhardt ist davon überzeugt, dass sowohl eine wesentliche Verbesserung als auch ein Stillstand der Rheumaerkrankung erreichbar sind. Wenn der Stoffwechsel verändert werde und der Patient seine Ernährung frei von tierischem Eiweiß halte, könne er sehr viel für seine Beweglichkeit und Schmerzfreiheit erreichen. Zusätzlich müssten die Leber, die Niere und die Lymphe von den vorhandenen, über die Jahre in den Organen angesammelten Giftstoffen gereinigt werden.

Die Heilpraktikerin arbeitet hauptsächlich mithilfe der Clustermedizin. Dieses Diagnose-/Therapieverfahren liefert Erkenntnisse über den Menschen in seiner Komplexität und Gesamtheit. Für diese Methode ist es nicht von großer Bedeutung, ob die Krankheit diesen oder einen anderen Namen hat. Die Untersuchungsergebnisse geben Aufschluss darüber, welches Gewebe geschwächt und mit welchen Keimen es belastet ist und auch, auf welche Weise der Körper angesprochen und gestärkt werden kann. Vor allem der Stoffwechsel des Erkrankten muss geändert werden. Jedes Untersuchungsergebnis ist ein ganz individuelles, und genauso spezifisch ist die Behandlung des Patienten.

Christel Neinhardt macht in ihrer Praxis mit dieser Art der Therapie gute Erfahrungen. Ihrer Auffassung nach hat jede verabreichte Medizin eine jeweils andere Wirkung auf den Organismus des Menschen. Daher habe ein Medikament, das für die Erkrankung ausgewiesen sei und qualitativ gut sein möge, trotzdem nicht immer die gewünschte Wirkung. Die Methode der

Clustermedizin greife hier genauer. Zudem liefere sie nicht allein die Auskünfte über den Zustand des Körpers, sondern gebe auch Informationen über die psychischen Muster eines Menschen. Daher stehe nicht das Krankheitsbild im Vordergrund. Es gehe immer um den ganzen Menschen, also auch darum, die krankmachenden Muster des Menschen freizulegen. Durch diese Art der Behandlung könne der vormals pathologische Organismus zurück in einen gesunden Zustand geführt werden.

Der Heilpraktiker Günter Vorwald sieht die Heilungschancen bei Rheuma ebenfalls positiv: »Grundsätzlich ist der größte Teil der rheumatischen Erkrankungen heilbar. Mit Sicherheit ist es möglich, einen Großteil der rheumatischen Beschwerden teilweise oder ganz zu beseitigen, das kann man gut schaffen.« Doch die Patienten, die einen Heilpraktiker aufsuchen, müssen in der Regel ihre Behandlung selbst bezahlen und das sei, so Vorwald, ein sehr großes Hindernis. Denn wenn es geschafft ist, dass sich die Patienten weitgehend gut fühlen, bleiben sie weg, da ihnen die weitere Therapie oft zu teuer ist. Das heißt natürlich nicht, dass sie schon geheilt sind, sie sind nur beschwerdefrei. Einen Patienten bis zur endgültigen Genesung zu therapieren, das Problem von der Wurzel her zu behandeln, das schafft ein Heilpraktiker seiner Meinung nach nur sehr selten.

Für Günter Vorwald gibt es keine generelle Rheumatherapie. Deswegen interessiert ihn auch die diagnostische Einordnung in Krankheitsbegriffe nur wenig. Seiner Meinung nach sind die Krankheitsbenennungen sogenannte Scheinuntergruppierungen, die in der Therapie nicht wirklich helfen. Er versucht daher grundsätzlich selbst, die Ursachen einer Erkrankung zu klären. Auf diesem Wissen richtet er dann seine Therapie aus. In seinem

Blickfeld steht am Anfang eine systematische Suche nach Störfeldern im Körper des Erkrankten. Diese ermittelt er mithilfe der Elektroakupunktur und Provokationstests. Mit diesen Hilfsmitteln lassen sich körperliche Belastungen und entzündliche Herde sehr gut eruieren.

Unabhängig von dem Ergebnis der Diagnostik rät er seinen Patienten zunächst einmal für eine kurze Zeit zu einer Entsäuerungstherapie. Gleichzeitig sollten die Erkrankten bereit sein, ihre Ernährung ihrer Blutgruppe entsprechend umzustellen. Durch diese beiden verhältnismäßig kleinen therapeutischen Maßnahmen sei oft schon eine wesentliche Verbesserung des Gesundheitszustandes zu erreichen, so die Erfahrung Günter Vorwalds.

Ihre Gedanken, Ihre Notizen

Die Bedeutung von Selbstheilungskräften und einer vertrauensvollen Arzt-Patienten-Beziehung

Ob Spezialisten eine Genesung für möglich oder für ausgeschlossen halten, scheint ein wesentlicher Faktor für den Verlauf einer Erkrankung zu sein. Ich will an dieser Stelle keine Wissenschaftler zitieren. Ich bemühe meine Fantasie und lade Sie ein, mir zu folgen.

Ein Patient hat seinen Besprechungstermin für die Ergebnisse der vorangegangenen Laboruntersuchungen. Die Laborwerte haben leider die vom Arzt bereits beim letzten Besuch geäußerte Vermutung bestätigt: Rheuma im fortgeschrittenen Stadium. Der Patient ist anfangs erleichtert; also sind die Schmerzen keine Einbildung, das beweisen die Bluttests. Ein entlastendes Aufatmen folgt. Der vom Schmerz der letzten Monate leicht gebeugte Rücken des Patienten richtet sich etwas auf.

Nun folgt die weitere Aufklärung des Patienten durch den Arzt: »Wie Sie erkennen können, ist die Entwicklung Ihrer Erkrankung, im Verhältnis zur Erkrankungszeit von weniger als einem Jahr, äußerst rasant verlaufen. Daher müssen Sie damit rechnen, dass Sie in einiger Zeit sehr behindert sein werden, wahrscheinlich schon im Rollstuhl sitzen.« Zur Erhärtung seiner Prognose zeigt er Bilder von typischen rheumatischen Gelenkverformungen. Der Patient, der kurz zuvor noch erleichtert aufgeatmet und Hoffnung geschöpft hatte, sinkt jetzt mutlos in sich zusammen. Nicht nur, dass er seinen Glauben an Schmerzfreiheit aufgeben muss, nein, alles soll noch schlimmer kommen, als es in den letzten Monaten schon war.

Auf der körperlichen Ebene zeigt sich dies folgendermaßen: Die

Brust sinkt nach vorn, der Rücken wird rund, die Atmung ist behindert. Die Wirkung der Thymusdrüse, die sich in der Mitte des oberen Brustbereiches befindet und eine wichtige Funktion für die Erhaltung der Gesundheit hat, wird eingeschränkt. Mutlosigkeit und Resignation werden durch eine solche Haltung verstärkt. Erschwerend für den nun verzweifelnden Patienten kommt hinzu: Das sagt nicht irgendjemand, diese Voraussage trifft ein Rheumatologe, der erstens alles über die Erkrankung weiß und zweitens den Krankheitsverlauf aus Erfahrung sehr genau kennt. Wenn also ein ausgewiesener Fachmann eine solche Prognose stellt, dann muss sie den Tatsachen entsprechen!

Ich frage mich, ob eine negative medizinische »Prophezeiung« eines Experten hinsichtlich des weiteren Verlaufs der Erkrankung nicht eher dieses Resultat erzeugt, die Prophezeiung auf diese Weise also zu einem von vornherein festgelegten Ergebnis führt. Mit Sicherheit aber ist eine solche Prognose geeignet, die negative Vorhersage zu begünstigen, denn es bleibt kaum noch Raum für andere, Hoffnung spendende Gedanken.

Die Thymusdrüse kontrolliert die Lebensenergie. Von der medizinischen Wissenschaft wird auch bei uns inzwischen anerkannt, was die Griechen schon vor über 2000 Jahren wussten. Das griechische Wort »thymos« bedeutet Lebensenergie. John DIAMOND schreibt in seinem Buch »Die heilende Kraft der Emotionen« (2001), dass nach Auffassung der Schulmedizin die Thymusdrüse lange Zeit für den erwachsenen Menschen keinerlei Bedeutung hatte. Was wohl auch daran lag, dass sie mit zunehmendem Alter kleiner wird und bei akutem Stress innerhalb von 24 Stunden stark schrumpfen kann. Bei einer Autopsie ist sie nur noch als sehr klein zu diagnostizieren. Obwohl es schon viele Hinweise auf ihre Wichtigkeit gab, hatte man trotz allem bis ungefähr 1950 nur geringe Kenntnisse über sie. Heute ist erwiesen, dass sie eine lebenswichtige Rolle für das Immunsystem spielt. Die Thymusdrüse reguliert und überwacht den Energiestrom im gesamten Energiehaushalt des Körpers. Sie ist in der Lage, das Gleichgewicht und die Harmonie der Lebensenergie wiederherzustellen. Und sie gilt als Bindeglied zwischen Geist und Körper, ist das erste Organ, das durch seelische Einstellung und Belastung beeinflusst wird.

Der amerikanische Medizinprofessor und Naturarzt Andrew WEIL kritisiert in seinem Buch »Spontanheilung« (1995), dass es ein problematischer Aspekt in seiner Zunft sei, dass zu viele Ärzte eine zutiefst pessimistische Einstellung hinsichtlich der Genesungsmöglichkeiten ihrer Patienten hätten. Diesen Pessimismus vermitteln sie den Patienten und ihren Angehörigen mit all den negativen Konsequenzen. Dabei sei die Kraft zur Heilung seit der Geburt im Menschen vorhanden, so Weil. Sie sei die natürliche Fähigkeit des Körpers, das verlorene Gleichgewicht wiederherzustellen. Heilung komme von innen und nicht von außen. Sie könne nicht von irgendetwas oder irgendjemandem von außen bewirkt werden. Obwohl es möglich sei, dass Mediziner als Katalysator für eine Heilungsreaktion dienen oder Hindernisse, die eine Heilung behindern, aus dem Wege räumen, sei ausgeschlossen, dass sie dem Menschen das Heilungspotenzial geben können, das er seit Anbeginn seines Lebens in sich trage.

Die anatomische Individualität des Menschen beschränkt sich nicht allein auf das, was wir mit unseren Augen wahrnehmen, auch die inneren Organe weisen Unterschiede auf. Diese Besonderheiten können Menschen mehr oder weniger anfällig für bestimmte Krankheiten machen; beispielsweise ist durch eine extrem tief liegende Niere das Risiko für eine Nierenentzündung erhöht.

Viele Menschen kennen solche Schwachpunkte in ihrem Körper – vielleicht ein Erbe unserer Vorfahren oder eine Spielart der Natur. Körper unterscheiden sich auch in ihrer Funktionsfähigkeit. Das bedeutet, dass einige Menschen Substanzen zu sich nehmen können und Nahrungsmittel verdauen, die für andere vollkommen unverträglich sind. Diese biochemische Individualität, wie Andrew Weil sie nennt, ist ein Grund dafür, dass wir auf Medikamente sehr unterschiedlich reagieren. Eine Tatsache, die nach Weil viel größere Beachtung in der Medizin finden müsste.

Diese biochemische Individualität findet meiner Meinung nach auch in einigen Gesundheitsbüchern nicht genügend Berücksichtigung. Diese beziehen sich in ihren Anweisungen zur Heilung auf bestimmte Methoden, ohne die Unterschiedlichkeit der Menschen zu bedenken. Sicherlich ist es ein eklatanter Unterschied, ob jemand ein Buch liest, um kleine Unzulänglichkeiten in seinem Leben zu beheben, oder ob jemand, der ernsthaft krank ist, nach Heilung sucht. Es kann passieren, dass ein Ratgeber nicht die erhoffte Veränderung bringt. Oft entsteht daraus ein Schuldgefühl, weil trotz der Befolgung der Ratschläge die Gesundung ausgeblieben ist. Einige Bücher suggerieren gar: Wenn du dieses oder jenes Verhalten nicht veränderst, dann bist du selbst verantwortlich dafür, dass du nicht gesund wirst. Diese Schuldzuweisung halte ich für fahrlässig, denn Schuldgefühle sind nicht nützlich, für niemanden. Im Gegenteil, sie können eher noch ein vorhandenes Leid verschlimmern. Ich spreche lieber von Verantwortung, denn Schuld haben heißt nach meinem Verständnis, wissentlich etwas Falsches, in diesem Fall Selbstschädigendes, getan zu haben, vielleicht immer noch zu tun.

Wir alle nehmen bewusst oder unbewusst schädigende Substanzen mit unserer täglichen Nahrung zu uns, atmen mehr oder weniger gute Luft ein, arbeiten an einem uns zufrieden oder unzufrieden machenden Arbeitsplatz und sind in unserem sozialen Umfeld mal mehr und mal weniger glücklich. Diese negativen Faktoren können eine Erkrankung begünstigen, eventuell auch verursachen. Dennoch: Leben nicht sehr viele Menschen in sehr ähnlichen, vielleicht sie noch unzufriedener machenden Situationen und bleiben trotzdem gesund? Diese Tatsache anzuerkennen heißt nichts anderes, als dass ich mich mit meinem derzeitigen Immunsystem von anderen, die unter vergleichbaren Umständen nicht erkranken, unterscheide. Sich die Frage zu stellen: Warum ist das so, warum ereilt gerade mich diese Erkrankung?, und nach den eventuellen Auslösern zu forschen, um zu erkennen, was ich ab jetzt selbst verändern kann und will, das ist eine angemessene Einstellung gegenüber einer Erkrankung und die eine Form der Verantwortung, die ich meine. Aber nicht die alleinige. Die Entscheidung, sich mit der Erkrankung abzufinden, sich mit ihr zu arrangieren und so gut, wie es möglich ist, mit ihr zurechtzukommen, ist ebenfalls eine Form der Verantwortlichkeit.

Eine mir imponierende und sehr kreative Methode, sich gegen den oft anzutreffenden Pessimismus in der Ärzteschaft zu wehren, entdeckte ich in dem Buch »Mit der Seele heilen« (1991) von Bernie SIEGEL. Einem Patienten, bei dem eine sehr selten auftretende Krebsform diagnostiziert worden war, wurde gesagt, dass er in drei Monaten, spätestens in einem Jahr tot sein würde. Trotz dieser niederschmetternden Prognose unterzog er sich einem experimentellen chemotherapeutischen Programm. Doch anstatt den Patienten zu ermutigen, scheint ihm das medizinische Personal immer wieder erzählt zu haben, dass die Bestrahlungstherapie, für die er sich entschieden hatte, für ihn keinen Sinn mehr habe. Um sich vor diesen Negativprognosen zu schützen, verfasste er einen Text, der seine Auffassung hierüber wiedergab, nannte ihn »Edwards Credo« und befestigte ihn an der Wand über seinem Bett. Er war an alle neuen Ärzte gerichtet, die sich mit seinem Fall beschäftigten. Mich hat dieser Mut, der in diesem »Credo« zum Ausdruck kommt, stark beeindruckt, daher gebe ich es hier vollständig wieder.

»Was ich weiß:

1. Ich habe einen schlimmen Krebs. Ich habe meinen Bericht gelesen und weiß, dass ich daran sterben kann.

2. Ich weiß, wie schlimm dieser Krebs ist – ich habe früher in der Krankenhausverwaltung gearbeitet.

3. Ich weiß, dass jede Behandlung Risiken mit sich bringt, auch den Tod.

4. Viele Menschen sterben an dem Krebs, den ich habe. Ich kenne die Statistiken.

Deshalb:

1. Besteht keine Notwendigkeit, das oben Angeführte zu wiederholen. Ich habe es schon sehr oft von wohlmeinenden Menschen zu hören bekommen, die es für die Pflicht eines Arztes halten, sich mit dem Patienten auf die dunkle Seite zu stellen, vor allem dann, wenn ich ihnen manchmal zu optimistisch vorgekommen bin.

2. Gute Gedanken, Freundschaft, Rat, Ermutigungen, Hoffnung, Liebe, Energie, Lächeln – das alles wird dankbar ange-

nommen. Aber lassen Sie, bitte, Pessimismus, Niedergedrückt-
heit, Bitterkeit, Mitleid und negative Predigten draußen vor
der Tür, natürlich ohne mich zu belügen.

Nehmen Sie, bitte, zur Kenntnis:

1. Ich weiß, dass Sie mir auf eine positive Weise helfen können,
wenn Sie es selber wollen. Aber, bitte, vergessen Sie nicht, dass
mein Leben mir gehört und denen, die ich liebe, und denen, die
mich lieben.

2. Meine Frau und ich sind überzeugt, dass zum medizinischen
Beruf mehr gehört als Fachkönnen und Geschicklichkeit und
Chemikalien und Protoplasmen. Genauso glauben wir an die
geistigen Kräfte des Körpers, an seine immunologischen und
spirituellen Fähigkeiten. Wir benötigen jede Hilfe, die wir bekommen können, um all diese Hilfsquellen für mich zu nutzen
und um ihnen dabei zu helfen, mir zu helfen.

3. Es gibt noch vieles für mich, für das es sich lohnt zu leben,
und ich gebe mir große Mühe, alles zu tun, was in meinen geistigen und physischen Kräften steht, damit das, was Sie mir ver-
schreiben, möglichst gute Wirkung erzielt.

4. Ich habe selbst schon Menschen kennengelernt, die dasselbe
haben wie ich und trotz der schlechten Heilungschancen wieder gesund geworden sind. Das habe ich auch vor. Ich beab-
sichtige, mir so viel Zeit zu erkämpfen, wie ich nur kann, für
mich selbst und für alle, die ich liebe. Vielleicht können wir sogar noch mehr tun. Das ist der Grund, warum ich hier bin.

5. In meinem Herzen habe ich die Hoffnung. Tun Sie nichts,
was diese Hoffnung zerstören könnte, sodass sich Pessimismus
oder Bitterkeit breitmachen, denn dann wird es mir unweiger-
lich schlechter gehen.« (S. 118 ff.)

Eine ähnliche, selbstbewusste Handlungsweise wäre durchaus auch für Rheumapatienten vorstellbar. Sicherlich nicht in dieser schriftlichen Form. Aber sich vorzunehmen, bei einem der nächsten Arztbesuche zu sagen: »Dass ich an einem entzündlichen Rheuma leide, weiß ich. Wie der Verlauf und Ausgang der Krankheit aussehen können, darüber bin ich ebenfalls informiert. Bitte ersparen Sie mir das alles. Ich habe von Menschen erfahren, die gesund geworden sind. Das will ich auch werden und ich bin zu Ihnen gekommen, um mit Ihnen darüber zu reden. Bitte machen Sie mir Mut, zeigen Sie mir all die verschiedenen Möglichkeiten einer Behandlung auf, die Sie kennen, arbeiten Sie mit mir zusammen, damit ich es schaffe!« – das wäre sehr wohl denkbar und sinnvoll.

Mein erster Tag in der Rheumaklinik ist mir noch gut in Erinnerung. Ich hatte Glück, bekam kurz nach der Ankunft schon das Erstgespräch mit einem Arzt. Auch ohne weitere Laboruntersuchungen war für ihn sicher, dass ich an der pcP erkrankt war. Endlich Klarheit. Einige Stunden später, es war Abendbrotzeit, ging ich in den Speisesaal. Noch während des Essens musste ich den Raum wieder verlassen. Ich war entsetzt über das, was ich dort sah. Alle nur denkbaren »Folgen« der Erkrankung waren im Speisesaal versammelt. Darauf war ich nicht vorbereitet, damit war ich überfordert. Ich bekam große Zweifel an meiner Hoffnung, dass ausgerechnet ich von solchen Folgen, wie ich sie gerade gesehen hatte, verschont bleiben würde. Sollten die Ärzte mit ihrer Prognose doch recht behalten, würde auch ich schon bald Krücken statt meiner Beine benutzen müssen oder, noch schlimmer, im Rollstuhl sitzen. Nein, das wollte ich nicht, so nicht! Diese Gedanken beschäftigten mich lange. Ich pendelte zwischen einem Opferglauben und einem widerständigen Denken hin und her. Die Befürchtung, dass die Ärzte recht haben könnten, dass es mir in Kürze genauso ergehen würde, hatte einen Teil meines Denkens besetzt. Es hat gedauert, bis ich sagen konnte: So soll es sein – ich will mich wieder bewegen können, will keine Krücken, keinen Rollstuhl, will mich auf meinen eigenen Beinen fortbewegen!

Es ist nicht einfach, den Worten eines Experten zu misstrauen. Der Arzt gilt aus langer Tradition als der Fachmann für Krankheit und Gesundheit. Deswegen hat das, was er sagt, Gewicht. Es ist auch das, was wir normalerweise von einem Experten erwarten, und das ist richtig und gut so. Jedoch verhält es sich im medizinischen Bereich wie in jeder anderen Zunft: Kein Arzt ist allwissend. Wir selbst sind aufgefordert, alles, was uns über uns und unsere derzeitige Erkrankung gesagt wird, zu überprüfen. Die Heilpraktikerin Gudrun Ruröde formulierte die Problematik folgendermaßen: »Wir sind aber in der Gläubigkeit aufgewachsen, dass andere das für uns zu wissen haben. Wenn es um uns selber geht, dann fragen wir erst mal andere.«

In seinem Buch »Auf dem Wege der Besserung« (2004), in dem es um den Überlebenskampf bei einer Krebserkrankung geht, beschreibt der kalifornische Psychoonkologe O. Carl SIMONTON Reid Hensons Weg der Genesung. Eine kleine Passage über die Arzt-Patienten-Beziehung möchte ich hier wiedergeben:

»Reid Henson beschloss, die Ärzte als gut ausgebildete Menschen zu betrachten und zu achten, ihre wissenschaftlichen, technischen und praktisch-medizinischen Kenntnisse als wertvoll für alle Fragen, die seinen Körper betrafen, anzusehen.

Er glaubte nicht, dass sie ihn durch ihre Mittel gesund machen konnten. Seine Vorstellung war eher, dass sie vielleicht einer der Kanäle seien, durch die Gott ihm seine Hilfe zukommen ließe. Außerdem konnten sie ihm zusätzlicher Beistand während seines Heilungsprozesses sein. Er verließ sich nicht allein auf die Ärzte, da sie ja nur an seinem Körper arbeiteten, er selbst unternahm große Anstrengungen darin, seine geistige und seelische Seite zu betreuen. Dabei sah er den Arzt als eine Art Fußballtrainer, der das Spiel von der Außenlinie verfolgt und Spielzüge anordnen kann (Arzneien und Ähnliches), aber nicht persönlich am Spiel seines Lebens teilnimmt, das zwischen Gott und ihm stattfindet. Henson ist der Ansicht, dass Ärzte den Heilungsprozess durch ihren Dienst, den sie den Kranken erweisen, im menschlichen Körper erleichtern. Das bedeute aber bei Weitem nicht, dass Ärzte unfehlbar seien und mit ihnen das Gesundheitswesen.«

Auch Prof. Franz PORZSOLT (2003) verweist auf die Bedeutung der Arzt-Patienten-Beziehung und der Selbstheilungskräfte. Der Leiter der Klinischen Ökonomik am Universitätsklinikum Ulm und seine Studenten bekamen während ihrer langjährigen Forschungen zur Immuntherapie beträchtliche Zweifel daran, dass die positiven Resultate, die bei einer Immuntherapie von Tumoren des Dickdarms und der Niere auftraten, auf das eingesetzte Medikament zurückzuführen waren. Alle Patienten, die mit der neuen Immuntherapie behandelt worden waren, lebten länger als die mit der herkömmlichen Chemotherapie, und zwar unabhängig von der Menge und der Art der Wirkstoffe, die ihnen verabreicht worden waren. Dieses erstaunliche Ergebnis brachte die Forscher zu der Frage, inwieweit dieses Resultat auch auf die positiven Erwartungen der Patienten zurückzuführen war, die für das vielversprechende Verfahren zufällig ausgewählt worden waren.

Prof. Porzsolt vermutet, dass viele Erfolge innerhalb des Gesundheitssystems tatsächlich den Selbstheilungskräften der Erkrankten zu verdanken sind. In der Konsequenz könnte der Einsatz medizinischer Apparate deutlich reduziert werden. Das so eingesparte Geld ließe sich sowohl für die Vergütung der Arzt-Patienten-Gespräche verwenden als auch für Kommunikationstrainings der Mediziner. Er ist der Ansicht, wenn die Selbstheilungskräfte der Erkrankten mehr Achtung fänden, hätte das bedeutende Auswirkungen für die Medizin: »Alleine schon ein ›Plausch‹ mit dem Arzt hat einen Wert, denn dabei wird der Arzt zur Autorität in Sachen Heilung. Durch sein Auftreten und sein Interesse an den Beschwerden des Patienten aktiviert er dessen Selbstheilungskräfte. Entscheidend sind dafür drei Faktoren: die vertrauensvolle Atmosphäre, die Information des Patienten über die Krankheitsursache und das ›Vehikel‹, welches der Arzt einsetzt: Tabletten, Spritzen, verbunden mit der Erklärung, wie sie wirken und wann mit einer Besserung der Beschwerden zu rechnen ist. Die Medizin würde dadurch menschlicher und erfolgreicher werden.« (S. 57)

Ihre Gedanken, Ihre Notizen

Welche Heilungsmöglichkeiten sehen Betroffene?

»Was würden Sie aufgrund Ihrer langjährigen Erfahrungen mit der Erkrankung jemandem mit auf den Weg geben, der soeben die Diagnose ›Rheuma‹ erhalten hat?« Das war meine Abschlussfrage an meine Interviewpartner und -partnerinnen. Ihre Antworten und Empfehlungen sind nachfolgend wiedergegeben:

Auch wenn es zu Anfang schwer sein mag, aber der Rheumakranke sollte die Krankheit annehmen. Bärbel A. hat selbst erfahren, wie wichtig es für das eigene Selbstwertgefühl ist, das Leiden anzuerkennen. Wenn der Kranke sagen kann: »Das ist jetzt so«, und sich nicht auch noch schuldig fühlt, dass er viele Dinge nicht mehr so erledigen kann wie früher, und um Hilfe bittet. Er sollte sich bewegen, auch dann, wenn es anstrengend und schmerzhaft ist. Bärbel A. hält es für äußerst wichtig, selbst seinen Weg zu finden, sich nicht aufzugeben und sich vielleicht auch mit der Erkrankung anzufreunden.

Eine Überprüfung der eigenen Essgewohnheiten wie auch der Qualität dieser Nahrungsmittel – das ist der erste Tipp, den Karin B. einem an Rheuma Erkrankten gibt. Sinnvoll ist eine Ernährung, die möglichst vollwertig und frei von tierischem Eiweiß ist. Der Betroffene sollte lernen, auf sich zu horchen, um dann selbst festzustellen, mit welchen Nahrungsmitteln es ihm gut geht und welche für seine Gesundheit nicht zuträglich sind.

Und des Weiteren: Erkennen und akzeptieren, dass Rheuma eine ganzheitliche Erkrankung ist, dass die Seele sich über den Körper ausdrückt, folglich auch nicht allein über den Körper geheilt werden kann. Da Rheumatologen sehr unterschiedlich über die Erkrankung denken,. rät Karin B.: »Weg von der Abhängigkeit von einem Arzt! Verschiedene Ärzte aufsuchen, um einfach zu begreifen, dass es von zehn Ärzten zehn verschiedene Meinungen gibt.« Dieser Tatsache entsprechend sollte der Rheumakranke den Mut haben, so lange den Arzt zu wechseln, bis er sich mit seiner Wahl sowohl fachlich als auch menschlich zufrieden fühlt.

»Übernehmen Sie die Eigenverantwortung« – für Karin B. ist das bei jeder Krankheit das Hauptthema, also auch bei einer rheumatischen Erkrankung. Der Betroffene muss sich selbst informieren, sich Wissen aneignen und auch den Mut entwickeln, einen vielleicht unkonventionellen Weg einzuschlagen. Er muss ausprobieren und herausfinden, was gut und richtig ist für den eigenen Körper. Er muss wieder lernen, in sich hineinzuhorchen, Sicherheit darin entwickeln, sich selbst zu vertrauen.

Charlotte C. empfiehlt einem Betroffenen, sich an einen Facharzt zu wenden, um sich gründlich untersuchen zu lassen. Wenn sich die Diagnose als unwiderruflich herausstellt, dann sollte er die Krankheit annehmen. Er muss versuchen positiv damit umzugehen, um das Beste daraus zu machen. Ihrer Auffassung nach ist es sinnlos, sich gegen die Tatsache der Erkrankung zu stellen oder sie einfach so lange zu ignorieren, bis sich eindeutige Merkmale zeigen. Auf jeden Fall sollte der Betroffene sich nicht schuldig fühlen, denn auch die Ärzte wissen nicht wirklich, woher das Rheuma kommt. Darum rät sie: »Wenden Sie sich an einen Arzt, der Ihnen Mut macht und Sie nicht noch durch extreme Vorhersagen schädigt und entmutigt.« Ihr selbst hat es gutgetan, sich der Rheuma-Liga anzuschließen. Der Austausch mit anderen, die sich mit denselben Problemen auseinandersetzen, hat ihr geholfen. Die vielen Angebote und Informationen dort waren und sind für sie ebenfalls von großer Bedeutung.

Dora F. weiß aus eigener Erfahrung, dass herkömmliche Rheumamedikamente mehr Nebenwirkungen erzeugen, als dass sie wirklich helfen. Aus dieser Kenntnis heraus empfiehlt sie einem jungen rheumakranken Menschen: »Wenn es möglich ist, wenn die
Schmerzen oder Ihre Mobilität es zulassen, vermeiden Sie diese
Medikamente. Informieren Sie sich sehr gründlich über Ärztin-
nen oder Heilpraktikerinnen, die Alternativbehandlungen anbieten, und prüfen Sie auch diese Angebote, so weit es Ihnen
möglich ist, auf Effektivität. Und wenn es sein muss, suchen Sie
weiter.« Ihrer Ansicht nach kann Rheuma sowohl psychische als
auch körperliche Ursachen haben. Daher heißt ihr Rat: »Versuchen Sie herauszufinden, wo die psychischen Anteile ihre Mit-
wirkung an der Krankheit haben.«

143

Und natürlich ist der Ernährungsfaktor nicht zu unterschätzen.
Das kann unter Umständen bedeuten, dass die bisherige Ernährung von Grund auf umgestellt werden muss.
Der letzte, nicht weniger wichtige Punkt ist der tägliche Stress.
Dora F. ist der Auffassung, dass der Druck, der heute oft in der
Arbeitswelt herrscht, für alle unbekömmlich, für Rheumatiker
aber eine ganz besondere Belastung ist. Auch dorthin sollte der
Erkrankte sein Augenmerk lenken. Vielleicht sind auf diesem Ge-
biet ebenfalls Veränderungen notwendig. »Schauen Sie ganzheit-
lich, d.h. Körper, Geist und Seele spielen eine Rolle. Wenn man
das von Anfang an sieht, gleich zu Beginn der Krankheit in diesem Sinne richtig damit umgeht, dann sind vielleicht auch diese
starken Schmerzen vermeidbar.«
»Setzen Sie sich mit den Fragen: Wer bin ich? Woher komme ich?
Wohin will ich?, auseinander.« Jutta G. ist überzeugt, dass eine
Krankheit immer ein Prozess zwischen ihr und Gott ist und im-

mer auch einen weltanschaulichen Aspekt hat. »Was ist meine Aufgabe in diesem Leben? Überprüfen Sie, ob Ihr Leben mit der Beantwortung dieser Fragen übereinstimmt oder ob Sie von Ihrem Weg abgekommen sind.«

Ihr hat es sehr geholfen aufzuschreiben, welches die Eigenschaften und Talente sind, die sie von ihren Eltern vererbt bekam. Aus dieser Zusammenstellung konnte sie ihre Aufgabe herauslesen und auch überprüfen, welchen Aspekten sie zu wenig oder zu viel Aufmerksamkeit in ihrem Leben schenkte. Und so appelliert Jutta G. leidenschaftlich: »Hinterfragen Sie Ihre bisherige Weltanschauung gründlichst. Setzen Sie sich mit der Geburt, dem Leben, der Liebe und dem Tod, also mit den wesentlichen Fragen des Lebens auseinander. Lesen Sie, informieren Sie sich über den Sinn und die Botschaften von Erkrankungen und sprechen Sie mit anderen darüber. Tragen Sie die Fragen in sich und achten Sie auf die Antworten, die Sie auf verschiedenen Ebenen erhalten. Beachten Sie auch Ihre Träume und nehmen Sie nichts mehr als Zufall, lassen Sie sich alles ein Symbol und eine Botschaft sein. Wenden Sie sich Ihrem jetzigen Alltagsleben zu und überprüfen Sie, ob die Energie, die Sie für bestimmte Tätigkeiten einsetzen, lohnend ist. Vielleicht müssen Sie Ihr Leben neu ausbalancieren, vielleicht müssen Sie sich und anderen Grenzen setzen, vielleicht sich von einigen Menschen distanzieren. Suchen Sie sich Ihre Ausdrucksmöglichkeit. Vor allem suchen Sie nach einem ganzheitlichen Arzt oder Therapeuten, der Sie sowohl auf der körperlichen als auch auf der seelischen Ebene unterstützt.« Wenn wir lernen, uns selbst bewusster wahrzunehmen, so Jutta G., wenn wir die Fähigkeit erwerben, uns klar und deutlich zu artikulieren, und auch lernen, unserem Leben unseren ganz individuellen Ausdruck zu geben, wird es immer weniger notwendig, krankhafte körperliche Symptome zu entwickeln.

Martin H. rät: »Bitte, lassen Sie sich nicht operieren, stellen Sie stattdessen Ihre Ernährung um, dann können Sie geheilt werden. Verzichten Sie eine gewisse Zeit lang auf jegliche Form tierischen Eiweißes! Informieren Sie sich über die Zusammenhänge von basischer und saurer Ernährung.« Er hat die Erfahrung gemacht, wie ungeheuer wichtig die richtige Ernährung bei Rheuma und, in seinem Fall, bei Arthrose ist. Eine Übersäuerung führt zur Zerstörung unserer Knorpel und zu Einlagerungen vieler anderer schädlicher Substanzen. Die Broschüren der Arthrose-Selbsthilfe haben ihm geholfen, sich ohne große Anstrengung an das dort empfohlene Ernährungsprinzip anzupassen. Er hat innerhalb weniger Wochen eine solch wunderbare Form von Heilung erlebt, dass er nur darum bitten kann, seinen Empfehlungen zu folgen. Wichtig ist, dass Sie die Diagnose und die sogenannten unabänderlichen Folgen hinterfragen, nicht hörig hinnehmen, was Ihnen die Ärzte sagen, und sich auf den Weg machen, andere, Ihnen mehr Mut gebende Methoden zu suchen.

Beate J.s Empfehlung ist eine Therapie, die auf sechs Säulen ruht:

1. Überprüfung der bisherigen Ernährung. Sie sollten gesunde, möglichst fleischlose Nahrung zu sich nehmen. Wichtig ist aber auch, dass Sie selber wahrnehmen, was Ihnen wirklich guttut, und alles meiden, von dem Sie feststellen, dass die Schmerzen negativ beeinflusst werden.

2. Der Schlafplatz sollte untersucht werden. Ist er gut für Sie oder steht Ihr Bett vielleicht an einem Ihrer Gesundheit nicht zuträglichen energetischen Ort?

3. Schauen Sie sich Ihr psychosoziales Umfeld an. Sind die

Menschen, mit denen Sie bisher Kontakt pflegten, gut für Ihre Stimmung oder haben sie eine Ausstrahlung, die Ihnen eher Probleme macht?

4. Die Körperpflege ist ein sehr wichtiger Punkt. Das Hauptorgan, die Haut, muss die Möglichkeit zur Entgiftung haben. Wenn Sie allerdings paraffinhaltige Substanzen benutzen, kann der Entgiftungsprozess nicht stattfinden.

5. Lassen Sie Ihre Zähne und Zahnwurzeln kontrollieren. Auch hier könnten Störherde die Krankheit verschlimmern.

6. Ein gut funktionierender Darm ist für die Gesundheit immens wichtig. Wenn Sie über Jahre eine Ihnen nicht zuträgliche Nahrung zu sich genommen haben, muss vielleicht die Darmflora saniert werden.

Der Körper muss von allen Störfeldern befreit und gründlich entgiftet werden. Nahrungsunverträglichkeiten, toxische Belastungen, Umweltgifte, Elektrosmogbelastungen, geopathische Belastungen (natürliche »Erdstrahlengitter« oder künstliche »technische Störer«, Veränderungen des Erdschwingungsfeldes, die die biologischen Systeme – Pflanzen, Tiere, Menschen – schädigen) und natürlich auch psychische Faktoren müssen beleuchtet und wenn nötig behandelt und korrigiert werden.

Ihre Gedanken, Ihre Notizen

Die Motivation zur Heilung und Selbstheilung stärken

Um die Vielfältigkeit des möglichen Umgangs mit einer Erkrankung zu schildern, will ich im Folgenden Andrew WEILS beeindruckende Ergebnisse seiner langjährigen Beobachtungen von Patienten, die eine Heilung erfuhren, hinzufügen. Der Autor fasst sie zusammen und nennt sie in seinem Buch »Spontanheilung« (1995, S. 344 ff.) »die sieben Strategien erfolgreicher Patienten«. Er ist der Ansicht, dass es sehr viel häufiger Heilerfolge gäbe, wenn sich mehr Erkrankte dieser Strategien bedienten:

1. Sich mit einer negativen ärztlichen Prognose nicht abfinden
Damit ist gemeint, dass die meisten Menschen von den Gesundheitsexperten entmutigende Worte über ihren Gesundheitszustand zu hören bekommen. Doch erfolgreiche Patienten finden sich damit nicht ab und geben ihre Hoffnung nicht auf, dass es Hilfe für sie geben wird, die es zu finden gilt.

2. Sich gezielt nach Behandlungs- und Heilungsmethoden erkundigen
Patienten, die erfolgreich sind, informieren sich über Heilungsmöglichkeiten. Sie suchen in der Literatur, sprechen mit Freunden, Nachbarn und Bekannten und folgen den Hinweisen, wenn sie vielversprechend klingen. Oft wird ein Patient mit solchen Verhaltensweisen von den Medizinern als schwierig oder unangenehm eingestuft. Nach Weil aber gibt es einen guten Grund zu der Annahme, dass »schwierige« Patienten eher gesund werden als gefügige.

3. Nach Mitmenschen suchen, die geheilt wurden
Weil hält es für eines der wirksamsten Mittel gegen den verbreiteten Pessimismus in der Medizin, einen Menschen zu fin-

den, der die gleiche Krankheit hatte und jetzt geheilt ist. Hier führt er das Beispiel eines an rheumatoider Arthritis erkrankten Mannes an. Dieser nahm über Jahre sukzessiv höher dosierte Medikamente ein. Trotzdem musste er mehrfach aufgrund fortschreitender Deformationen an einer Hand operiert werden. Mit der Zeit erkannte er, dass der Verlauf seiner Erkrankung mit den Höhen und Tiefen seiner psychischen Befindlichkeit zusammenhing. Nach dieser Erkenntnis bemühte er sich um seelische Ausgeglichenheit und um einen gesunden Lebensstil. Mit der Zeit konnte er seine Medikamente absetzen und ein Fortschreiten der rheumatoiden Arthritis verhindern.

Andrew Weil hat mehrere seiner Patienten mit derselben Erkrankung zu diesem Mann geschickt, da dieser aufgrund seiner Heilung in der Lage ist, auch andere davon zu überzeugen, dass es Möglichkeiten zur Besserung des Gesundheitszustandes gibt. So brachte er die Patienten auf den Weg der Heilung.

4. Mit Ärzten und alternativen Praktikern partnerschaftlich verkehren

Für einen erfolgreichen Weg brauchen Sie einen Verbündeten, der an Sie glaubt und Sie in Ihren Bemühungen zur Heilung unterstützt. Der Sie anspornt, der Ihnen das Gefühl gibt, nicht allein zu sein. Das kann auch ein Arzt sein, der seinerseits alternative Vorschläge macht oder auch sagt: »Ich weiß nicht, was Sie machen, aber was es auch sei, es scheint Ihnen zu bekommen. Bleiben Sie dabei!« Ein guter Arzt wird sich freuen, wenn Sie genesen, egal welcher Methode Sie sich bedienen.

5. Nicht zögern, einschneidende Veränderungen im eigenen Leben vorzunehmen

Durch eine Krankheit werden wir oft gezwungen, uns mit unserem Leben neu zu beschäftigen. Aufgeschobene Konflikte, bei denen wir die Hoffnung hatten, dass sie sich von selbst erledigen, können manchmal eine Heilung verhindern. Lebensveränderungen sind schwierig, radikale Veränderungen können äußerst schmerzhaft sein. Weil kennt viele Patienten, denen auf dem Weg ihrer Heilung klar wurde, dass sie einschneidende Veränderungen in ihrem Leben vorzunehmen hatten. Sie betrafen Bereiche wie Beziehungen, Wohnort, Ernährung und bestimmte Gewohnheiten. Diese erfolgreichen Patienten waren nicht mehr dieselben Personen, die sie vor der Erkrankung gewesen waren, und rückblickend sahen sie ihre Veränderungen als notwendige Schritte für ihren persönlichen Heilungsprozess.

6. Eine Krankheit als Geschenk betrachten können

Erfolgreiche Patienten sehen ihre Krankheit in der Retrospektive oft als ein großes Geschenk und die größte Chance, die ihnen jemals für ihr persönliches Wachstum und ihre Weiterentwicklung geboten wurde. Die Krankheit als ein unverdientes Unglück zu betrachten, kann die Heilungschancen beträchtlich herabsetzen. Eine Krankheit ist oft der einzige Anstoß und das einzige Moment, das Menschen zwingt, ihre inneren Konflikte zu lösen.

7. Selbstannahme üben

Sich selbst mit allen Unzulänglichkeiten, Fehlern und Grenzen zu akzeptieren, heißt auch, sich einem höheren Willen zu fügen. Doch dieses Sichfügen bedeutet nicht, die Hoffnung auf Gesundung aufzugeben, sondern dass Sie all Ihre Lebensumstände einschließlich Ihrer Krankheit annehmen, um darüber hinauswachsen zu können. Nur über das Annehmen Ihres Gesundheitsverlustes kann es gelingen, auf dem Wege der Heilung weiterzukommen.

Das Wesen des Lebens ist Wandel. Der Körper ist in so unendlich vielen Dimensionen Veränderungen unterworfen, dass die Komplexität unvorstellbar ist. Daher ist vollkommene Gesundheit in unserer relativ unbeständigen Welt ausgeschlossen. In der Regel befinden wir uns in einer Pendelbewegung zwischen Gesundheit und Krankheit, also zwischen einem Punkt relativer Krankheit und den Höhepunkten relativer Gesundheit. Bei einem gut funktionierenden Immunsystem wird uns oftmals gar nicht bewusst, dass wir uns über kurze Zeit in einem Zustand der relativen Krankheit befinden. Gesundheit ist kein fester Zustand, sie variiert von Mensch zu Mensch und wird von mannigfachen äußeren und inneren Faktoren beeinflusst. Erst dann, wenn die Pendelbewegung ausbleibt, wenn der Körper diese Bewegung allein nicht mehr ausführen kann, sprechen wir von Krankheit.

Ich glaube, dass Rheuma heilbar ist. Wenn Menschen die Anlage der Heilung in sich tragen, dann gibt es auch bei rheumatischen Erkrankungen die Chance zur Heilung, was sollte dagegensprechen? Nur weil es vielleicht schwierig ist, viele nicht geheilt wurden und werden, ist es doch nicht ausgeschlossen! Die Krankheit annehmen oder sich mit ihr abfinden, sind für mich zwei unterschiedliche Wege. Annehmen ja, abfinden nein. Abfinden heißt, aufhören zu suchen, und – da bin ich überzeugt – das sollten wir niemals.

Was heißt Heilung bei Rheuma? Um bei dem Bild der Pendelbewegung zu bleiben: Heilung bedeutet für mich, dass der Körper, oder das Immunsystem, wieder kraftvoll wird und fähig ist, in die natürlichen Pendelbewegungen des Ausgleichs zu gelangen. In diesem Sinne meint Heilung, dass die Beweglichkeit wesentlich verbessert werden kann und neue Verformungen ausbleiben. Dies besagt keinesfalls, dass Verformungen, die während des Krankheitsverlaufes aufgetreten sind, sich vollkommen zurückbilden. Auch wenn keine neuen entzündlichen Rheumaschübe mehr auftreten, hinterlässt die Erkrankung, je nach Schweregrad, ihre typischen äußerlich sichtbaren Merkmale. Geheilt sein schließt aber nicht aus, dass wir wieder krank werden können.

Während ich mich darüber informierte, was andere Autoren über die Selbstheilungskräfte und die Heilung durch sie schrieben, fiel mir auf, dass es sich bei den von ihnen geschilderten Darstellungen oft um lebensbedrohliche Krankheiten handelte, wie beispielsweise Krebs. Rheuma aber ist in der Regel nicht lebensbedrohlich. »Am Rheuma werde ich nicht sterben, das weiß ich. An einem Nierenversagen aufgrund der Nebenwirkungen der Medikamente schon, das befürchte ich manchmal.« (Charlotte C.) Kann es sein, dass eine Erkrankung, von der wir wissen, dass sie zum Tode führen kann, das Potenzial der Selbstheilung – im Unterschied zu einer chronischen, nicht tödlich verlaufenden – viel stärker aktiviert? Ist dieses Wissen, dass wir mit der Erkrankung leben können, nicht aber an ihr sterben, vielleicht hinderlich für die Entwicklung des vollen Potenzials der Selbstheilungskräfte? Diese Frage ist es wert, von jedem Erkrankten gestellt und überdacht zu werden. Wichtig scheint mir auf jeden Fall, die Motivation zur Heilung und Selbstheilung zu stärken.

Um meinen derzeitigen Gesundheitszustand zu erreichen, habe ich mich hauptsächlich mit einem einzigen Aspekt meines Lebens beschäftigt, und zwar mit meiner Ernährung. Sicherlich denkt die Mehrheit hier zuerst, dass die physische Nahrung gemeint sei, doch das stimmt nur bedingt. Der Bereich umfasst nach meiner Vorstellung nicht allein die reine Nahrungsaufnahme. Die Frage war damals und ist es auch heute noch für mich: Was nährt mich gut und was bekommt mir nicht? Diese kleine, sehr einfache Frage schließt alle Aspekte meines Lebens ein. Mit ihr war ich nicht gezwungen, eine Einteilung in Körper, Geist und Seele vorzunehmen, durch sie wurden alle drei Bereiche zu einer Einheit.

Zu viel tierisches Eiweiß, zu viele gesättigte Fettsäuren, ein Zuviel an zuckerhaltigen Speisen sind dem Körper nicht zuträglich. Diese Speisen fördern und nähren eher das Rheuma und die Schmerzen. Gemüse, Salate, Obst, Getreide und ausreichend Kräuter, ab und zu Fisch und sehr viel weniger Fleisch sind die Grundsätze einer guten Kost für rheumatisch erkrankte Menschen. Es gibt zahlreiche gute Bücher über eine sinnvolle Ernährung bei Rheuma, dort können Sie sich Anregungen holen; und in der Regel sind die Gerichte sehr schmackhaft.

Ich habe vieles ausprobiert, wichtigster Gesichtspunkt war: Es hat mir Spaß gemacht, aus dem täglichen Ernährungstrott herauszutreten. Bei all diesen neuen Ernährungsversuchen hat meine Familie mich meistens unterstützt, nur selten hat sie diese Experimente boykottiert. Wenn sie sich gegen etwas auflehnte – was geschah, als ich anfing, makrobiotisch zu kochen –, musste ich lernen, dass nicht alles, was ich für gesund und schmackhaft hielt, für sie ebenso wohlschmeckend war.

Hinzu kommt, dass die Bekömmlichkeit unserer Nahrung auch noch von anderen Einflüssen mitbestimmt wird. Das Wissen, dass Rohkost oder eine fleischlose Ernährung gesund sind, macht sie allein noch nicht bekömmlich. Das Essen muss uns schmecken, wir müssen es gerne zu uns nehmen. Andererseits weiß jeder von uns, dass auch eine noch so köstliche Speise schwer verdaulich sein kann, wenn die Atmosphäre während des Essens belastet ist. Das heißt natürlich nicht, dass jemand immer gebratenes Hähnchen essen sollte, weil es ihm erstens schmeckt und er sich zweitens dabei in netter und entspannter Gesellschaft befindet. Aber ab und zu ein Stück gebratenes Huhn oder vergleichbare Nahrungsmittel halte ich für akzeptabel. Unumgänglich ist, sich über gesunde, schadstoffarme Lebensmittel zu informieren und, so weit es möglich ist, diese in den Ernährungsalltag zu integrieren. Jedoch bin ich skeptisch, dass eine Ernährungsumstellung allein zur Heilung oder Regeneration von Rheuma und Gelenkerkrankungen führt. Dazu bedarf es mehr.

Mit diesem »Mehr« als die rein physische Nahrungsaufnahme meine ich den Aspekt der seelischen oder geistigen Ernährung. Was nährt mich, was tut mir gut, was sollte ich künftig besser lassen? Wir tun unendlich viele Dinge, weil sie uns so gelehrt wurden. Zu hinterfragen, ob das immer gut und richtig für uns ist, gehörte für viele von uns nicht in das Erziehungskonzept. Dieses wieder zu erlernen und zu praktizieren ist für die Gesundheit von großem Wert. Oft sind es nur Kleinigkeiten, die uns stören, so glauben wir zumindest. Wenn wir es aber geschafft haben, uns von diesen Bagatellen zu befreien, spüren wir manchmal eine, gemessen an diesen sogenannten Geringfügigkeiten, unverhältnismäßig große Erleichterung. Das können ungeliebte Besuche sein oder kleine Aufgaben, die wir einmal übernommen haben, denen wir uns weiterhin verpflichtet fühlen, die uns jetzt aber nicht mehr guttun, sondern uns eher belasten.

Ich hatte mir eine Menge solcher kleinen Belastungen aufgeladen und ich habe sie nicht so einfach aufgeben können. Sie zeigten meine Kompetenz und meine Tüchtigkeit und hatten daher eine große Bedeutung für mein Selbstwertgefühl. Ich musste Abschied nehmen von dem Glauben, der da hieß, dass ich ohne diese Tüchtigkeit keinen Wert mehr habe. Änderungen von lieb gewonnenen und vertrauten Gewohnheiten lassen sich in der Regel nicht plötzlich und abrupt erreichen. Es sind Entwicklungsphasen, sie brauchen Zeit, Geduld und Mut und werden von sehr verschiedenen Gefühlen wie Angst und Mutlosigkeit, aber auch Freude und Neugier begleitet.

In den Komplex »Was nährt mich?« gehört auch die Art und Weise zu denken. Welche Gedanken bewegen mich eigentlich? Was denke ich über mich selbst? Sind diese Gedanken »bekömmlich« und »nahrhaft« für meine Genesung? Folgende kleine Begebenheit soll das verdeutlichen. Damals waren meine Knie und Hüften noch sehr unbeweglich. Um trotzdem an einem Yogakurs teilnehmen zu können, nähte ich mir eine große, 60 Zentimeter hohe Rolle mit einem Durchmesser von 25 Zentimetern. Zu Anfang des Kurses thronte ich während der Übungen, die im Sitzen durchgeführt wurden, auf der Längsseite meiner Rolle. Später war ich schon in der Lage, die Rolle zu kippen, um mich auf die niedrige Ebene zu setzen. Eigentlich ein großer Fortschritt und ein Grund zur Freude. Nicht so für mich. Ich war wütend und auch traurig darüber, dass ich immer noch nicht auf dem Boden sitzen konnte, und ich war neidisch auf alle anderen, die das konnten. Heute nenne ich diese Gefühle von Wut und Neid eine äußerst unbekömmliche Ernährung für meine psychische Gesundheit.

Wie in diesem Kapitel bereits beschrieben, ist das Wesen des Lebens Wandlung. Durch meine kleine Frage: Was nährt mich gut und was bekommt mir nicht?, hat sich mein Leben in den wichtigen Aspekten Beziehung, Beruf und Wohnort verändert. Aber es müssen nicht immer die großen Dinge des Lebens sein, oft sind es nur mehrere Kleinigkeiten, die verändert werden müssen. Meine Frage umfasst alle kleinen und großen Bereiche des Lebens. Bekommt mir heute dieses Gemüse, diese Fernsehsendung, ist die Verabredung heute gut für mich oder sind mir ein Waldspaziergang und Erholung zuträglicher? Auf die Erkrankung bezogen heißt die Frage: Fördert diese Therapie meine Genesung? Bekommt diese Medizin meiner Gesundheit? Ist der Arzt gut für mich oder muss ich weitersuchen?

Diese Überlegungen können zu Anfang durchaus verwirrend sein, aber mit der Zeit wächst die Kompetenz für diese Methode und damit das Bewusstsein für die Dinge, die das eigene Wohlbefinden stärken. Dabei muss ich eingestehen, dass ich trotz jahrelangen Übens auch heute noch kein Profi auf dem Gebiet geworden bin. Ich habe viele Fehlentscheidungen getroffen und treffe sie immer noch. Manche von ihnen sind nur ärgerlich, manche schmerzen und einige kosten auch Geld. Aber alle bringen sie neue Erfahrungen und die Hoffnung, es nächstes Mal besser zu wissen und dann die richtige Entscheidung treffen zu können.

Selbstverständlich müssen nicht alle täglichen Aufgaben dahingehend hinterfragt werden, ob wir sie gerne erledigen. Das wäre unsinnig und auch eine Überforderung. Vielleicht muss nur die Einstellung hinsichtlich der Alltäglichkeiten überprüft werden. Allein ein verändertes Denken in Bezug auf unsere lästigen, aber täglich wiederkehrenden Aufgaben lässt uns heute die Pflichten vielleicht etwas liebevoller als gestern angehen. Auch das ist Wandlung, und vielleicht tatsächlich die wirklich heilsame Veränderung. Wir können es auch Liebe nennen, eine stetig wachsende Liebe zu uns selbst und unseren Aufgaben.

Dazu ein Beispiel: Wenn mir einige Dinge, die ich zu erledigen hatte, zu langsam gingen und auch das Ergebnis nicht meiner gewünschten Vorstellung entsprach, weil meine Fingergelenke nicht beweglich genug waren und ich daher viel Zeit brauchte, wurde ich ärgerlich und wütend. Ärgerlich auf mich selbst, auf meine Hände und Finger und auch auf die Arbeit. Mir verging die Lust weiterzuarbeiten, und schon gar nicht mochte ich daran denken, die Handgriffe morgen wieder tun zu müssen. Wenn ich es aber schaffte, meine Finger liebevoll zu betrachten, und sagen konnte: »Okay, Finger, ihr seit heute etwas langsam, aber das wird«, dann ging es mir vom Augenblick an besser.

Vielleicht denken Sie jetzt: Das ist zu einfach und auch zu banal. Aber es ist – jedenfalls für mich – weder banal noch einfach, denn es braucht viel Überwindung, etwas liebevoll anzuschauen, was ganz eindeutig nicht schön aussieht und was zudem nicht dem Anspruch an Funktionalität gerecht wird. Der liebevolle Umgang mit sich selbst ist sehr schwierig und bedarf einer stetigen Übung.

Ihre Gedanken, Ihre Notizen

Persönliche Literaturempfehlungen

Zum Schluss möchte ich Ihnen gern einige Bücher vorstellen, die
mich auf meinem Weg begleitet und inspiriert haben. Die vielen
Bücher, die ich las und dann feststellte, dass sie mir nicht zuträglich waren, weil sie mir suggerierten, dass ein Fortschreiten der
Krankheit unausweichlich wäre, und auch die, mit denen ich
meine Schuldgefühle nährte, bleiben hier unerwähnt. Ebenfalls
die Bücher über Rheuma, die Bildbeispiele von möglichen Ge-
lenkdeformationen bei fortgeschrittener Krankheit zeigen, denn
sie nährten meine Angst. Das ist wohl auch ein Grund dafür, dass
ich keine Rheumaexpertin der Fach- und Wissenschaftsliteratur
geworden bin.

Bücher hatten in meinem Genesungsprozess immer einen hohen
Stellenwert. Nicht der gesamte Inhalt des Buches brauchte meine
Zustimmung, manchmal war es nur ein Gedanke daraus oder sogar die Ablehnung gegenüber dem, was dort geschrieben stand,
was mein Denken in eine andere Richtung lenkte.

Ärgerlich und störend aber finde ich, wenn die Gesundheits- und
Heilungsbücher ausschließlich im Tenor verheißungsvoller Ver-

sprechungen daherkommen. Meine Erfahrungen haben mich gelehrt, dass es bei der Durchführung von Heil- oder Heilvisualisierungsübungen ebenfalls zu Nebenwirkungen kommen kann. Kopfschmerzen, Erstverschlimmerungen und ein Wiedererwecken längst verdrängter Gefühle sind nicht ausgeschlossen. Leider wird das oft verschwiegen und so können die Symptome nicht eingeordnet werden, unter Umständen werden sie gar für eine Verschlimmerung des Krankheitszustandes gehalten. Das Resultat ist: Die Übungen werden aufgegeben und die Methode wird als »nicht funktional« eingestuft. Das ist unter dem Gesichtspunkt, dass eine Technik über einen längeren Zeitraum praktiziert werden sollte, bevor die Wirksamkeit geprüft werden kann, besonders kontraproduktiv.

Sollten solche Ereignisse bei Ihnen auftreten, ist mein Vorschlag: Hören Sie nicht ganz mit den Übungen auf, üben Sie weniger, vielleicht etwas sanfter oder pausieren Sie eine kurze Weile. Währenddessen suchen Sie sich einen Menschen oder eine Gruppe, um das Problem zu besprechen.

Während heute der Markt für Gesundheitsbücher nur so boomt, war das Angebot vor 30 Jahren eher kläglich. Mein erstes Buch, das über die herkömmlichen Rheumabücher hinausging, trägt den Titel »Selbstheilung durch Entspannung« (1981) von Tarthang TULKU.

Grundlage ist Kum Nye, eine sehr alte Heilkunst der Tibeter. Der Verfasser hat einige Übungen für die Menschen des Westens durchführbar und nutzbar gemacht. Die Übungen verfolgen das Ziel, die Einheit von Körper und Geist zu erfahren. Wenn wir gelernt haben, unsere Gefühle zurückzuhalten, nicht mehr wahrzunehmen, erzeugt das mit den Jahren Blockaden und Verspannungen, ernsthafte Erkrankungen sind die Folge. Aber wenn wir ruhig werden, uns wieder entspannen können und ganz allmählich unsere Sinne öffnen, dann können wir lernen zu sehen, dass in uns die notwendigen Fähigkeiten für ein harmonisches und glückliches Leben vorhanden sind und dass wir unseren Körper und unseren Geist mit Gefühlen heilen können.

Kum Nye ist eine sehr sanfte Methode, alle Übungen werden sehr langsam ausgeführt. Das Hauptaugenmerk liegt auf einer tiefen und gleichmäßigen Atmung und den Empfindungen, die währenddessen auftreten können. Die Sanftheit und die Achtsamkeit für den Körper, die mit diesen Übungen verbunden sind, haben mir ganz besonders gefallen. Die vorgeschlagene Sitzhaltung ist vielleicht für viele Menschen so nicht durchführbar, das war sie auch für mich damals nicht. Wie Sie bereits wissen, habe ich mir ein hohes Kissen genäht; aber ein Stuhl oder Hocker ist sicher ebenfalls dienlich. An manchen Tagen habe ich mich einfach auf eine Decke gelegt und die Übungen in meiner Vorstellung ausgeführt. Auch das ist sehr wohl möglich und wirkungsvoll.

Mein Lieblingsbuch bis heute ist das »Tao Yoga des Heilens« (1987) von Mantak CHIA. Hier fand ich ebenfalls eine andere, von unserer westlichen Vorstellung abweichende und mir sehr einleuchtende Betrachtung über Gesundheit und Krankheit. Der Taoismus ist mehrere 1000 Jahre alt und die Wurzel der chinesischen Philosophie und Heilkunst. Er ist der Ursprung der Akupunktur und auch eine der Quellen verschiedener anderer moderner westlicher Körpertherapien. Aus taoistischer Sicht steht die Gesundheit in direktem Zusammenhang mit Harmonie und Gleichgewicht. Der Körper verfügt über die notwendigen Mechanismen der Selbststeuerung, er ist normalerweise selbst in der

Lage, seinen Gleichgewichtszustand zu erhalten, es sei denn, er wird durch Störungen, wie emotionale Unausgeglichenheit oder Ernährungsfehler, daran gehindert. Wenn wir allerdings nicht mehr in Kontakt mit unserer Innenwelt sind, verbleiben Unausgewogenheiten im Körper – und damit bleiben die Anfänge einer Krankheit von uns unbemerkt.

Das Tao bietet eine Reihe von Übungen an, um die Lebensenergie, das Chi, anzuregen und zu vermehren, die in diesem Buch sehr gut beschrieben sind. Bei regelmäßiger Anwendung sollen sie den Körper wieder in die natürliche Balance zurückbringen. Das Reinigen der Organe und das »innere Lächeln« waren über einen langen Zeitraum mein Pflichtprogramm. Auch wenn ich mich schon nicht mehr als schuldig für meine Krankheit empfand, war die Anregung, dass ich liebevoll in mich hineinlächeln sollte, gänzlich neu und äußerst ungewohnt für mich. Wohl daher riefen diese Übungen nach einiger Zeit des Praktizierens Widerstand in mir hervor. Mein mich schmerzender Körper, meine geschwollenen Hände, meine dicken Knie – da hinein sollte ich lächeln, sie sogar noch liebevoll betrachten? Das schien mir am Anfang absurd und kaum durchführbar. Doch ich übte weiter, und mit der Zeit löste sich der Widerstand auf und die Übungen wurden zu dem, was sie sein sollten: eine liebevolle Einstellung gegenüber dem eigenen Körper und seinen Organen. Das innere Lächeln, so glauben die Taoisten, ist ein wahres Lächeln, das alle Körperteile erreicht: Organe, Drüsen, Muskeln und das Nervensystem, und uns auf diese Weise gesund hält.

Dass auch diese Übungen nicht ohne Wirkung sind, habe ich auf schmerzhafte Weise festgestellt. Eines Abends fühlte ich mich einfach wunderbar beim Üben, darum wiederholte ich die reinigende Nierenübung viele Male. Dass ich viel Wasser trinken sollte, wenn die Nieren derart angeregt werden, war mir damals noch nicht bekannt. Am Tag darauf ging es mir sehr schlecht, mein ganzer Körper schmerzte. Wohl hatte ich meine Nieren durch die Übungen stark angeregt, jedoch litt mein Organismus unter einem Flüssigkeitsdefizit und daher war der Abtransport meiner Rheuma»schlacken« nicht möglich. Durch diesen Fehler habe ich erstens gelernt, meinen Enthusiasmus zu zügeln, und zweitens, dass es sehr viel sinnvoller und vernünftiger ist, nur wenige Übungen durchzuführen, dafür aber eine Regelmäßigkeit des Übens einzuhalten.

Die Denkweise, dass eine Krankheit nicht als vom ganzen Menschen getrennt betrachtet werden kann, kannte ich bereits und konnte sie nachvollziehen. Zudem hatte sich in mir inzwischen eine größere Bereitschaft entwickelt, mich auch mit einer spektakuläreren und umstrittenen Theorie wie der von Dr. John Diamond zu beschäftigen.

DIAMOND beschreibt in seinem Buch »Die heilende Kraft der Emotionen« (2001), dass unsere Gedanken und Emotionen mit unserer Gesundheit in direktem Zusammenhang stehen. Negative Gedanken schwächen unsere Organe. Die Lebensenergie kann nicht frei fließen und beeinflusst so unser Wohlbefinden. Wenn wir über einen langen Zeitraum in solchen Gefühlsschwingungen bleiben, werden wir früher oder später erkranken.

Diese nicht so wesentlich neue Erkenntnis ist Teil der östlichen Theorien über Gesundheit und Krankheit und ein fester Bestandteil in der Therapie zur Wiedererlangung der Gesundheit. Schon Hildegard von Bingen führte viele Krankheiten auf einen unausgewogenen Gemütszustand zurück. Sie ordnete ganz bestimmte

Emotionen ganz bestimmten Organen zu und war der Meinung, dass neben dem wichtigen Faktor der falschen Ernährung ein lang anhaltender negativer Gemütszustand den Menschen aus seinem natürlichen Gleichgewicht in die Unordnung und somit in die Krankheit führe.

John Diamond verweist auf ein Verfahren, mit dem aktuelle Gefühlszustände mittels eines Muskeltests direkt messbar sind. Wer seine Gefühle und Gedanken kenne, habe durch positive Affirmationen, so Diamond, den Schlüssel zur Veränderung in der Hand und damit auch Zugang zu Wohlbefinden und Gesundheit. Mich hat dieses Buch veranlasst, meine Gedanken und Gefühle verstärkt wahrzunehmen und herauszufiltern, welcher Natur sie hauptsächlich sind. Diamond schreibt ausdrücklich, dass die negativen Gedanken in keinem Fall sabotiert werden sollen, sie sollen nur wahrgenommen und darauf folgend mittels positiver Affirmationen langsam verändert werden.

Sehr wohltuend sind für mich die Übungen, die Dr. Stephen T. CHANG in seinem Buch »Das Tao der ganzheitlichen Selbstheilung« (2001) vorstellt. Prävention ist das Prinzip des Tao der Revitalisierung, durch die sogenannten inneren Übungen wird dieses Ziel erreicht. Ich reduziere hier die Darstellung der äußerst komplexen Theorie auf den praktischen Wert, den sie für mich besitzt. Energie ist die dynamische Kraft, die als ein beständiger Strom durch den Organismus fließt. Während äußere Übungen wie Yoga, Gymnastik, Tennis oder ähnliche Praktiken Energien verbrauchen, vermehrt das Praktizieren der inneren Übungen die Energie. Durch sie ist es möglich, auch ein Zuviel oder Zuwenig an Energie in den Organen zum Ausgleich zu bringen. Unsere Organe stehen miteinander in Verbindung. Sind etwa die Nieren nicht gut versorgt, folgt eine direkte Konsequenz für das den Nieren zugeordnete Organ, das Herz. Solche Erscheinungen und auch Erkrankungen können durch die inneren Übungen behoben und wieder zum Ausgleich geführt werden.

Die Mehrzahl der Übungen ist selbst mit einer gewissen Steifheit der Gelenke noch durchführbar. Sollte das bei Ihnen nicht der Fall sein, können Sie den Begriff »innere Übungen« noch wörtlicher nehmen und sie in vollkommener Ruhe und ausschließlich in der Vorstellung durchführen.

»Ich schreibe mir die Seele frei« (1990) von Richard L. JOHNSON ist ebenfalls ein sehr wichtiges Buch für mich. Beim kreativen Schreiben geht es im Wesentlichen darum, die Entspannung des gesamten Gehirns mit einem – aus dem ganzen Gehirn schöpfenden – kreativen Tagebuchschreiben zu erlernen. »Das kreative Tagebuchschreiben hilft Ihnen dabei, sich von innen heraus in einen freien Menschen zu verwandeln. Sobald Sie sich dem Diktat gesellschaftlicher Normen entziehen, haben Sie die Möglichkeit, herauszufinden, wer Sie wirklich sind (statt, wie bisher, wer Sie Ihrer Meinung nach sein sollten). Je freier Sie sich dabei fühlen und je geringer die Erwartungen sind, die Sie in das Ergebnis Ihres Schreibens setzen, desto mehr können Sie aus den tiefen Quellen des Wissens schöpfen, die Ihnen stets zur Verfügung stehen.« (S. 83)

Der Verfasser gibt gute Anweisungen dafür, wie der Schreibende sich selbst in einen entspannten Zustand versetzen kann. Wie er dann, durch entspanntes Tagebuchschreiben, einen tieferen Zugang zu sich selbst und der eigenen Intuition bekommt. Hat er wieder Zugang zu der eigenen inneren Stimme gefunden, ist der Schreibende schnell in der Lage, seine Bedürfnisse zu erkennen.

Auf diese Weise lernt er zu unterscheiden, was der Gesundheit und dem Wohlbefinden dient und was dem nicht zuträglich ist.

Um dem immer wieder in mir auftretenden Zweifel an einer möglichen Heilung zu begegnen, aber auch um die Vorstellung, dass Heilung immer die körperliche Unversehrtheit wiederherstellen muss, zu revidieren, nutzte mir besonders das Buch »Mit der Seele heilen« (1991) von Bernie SIEGEL. Es berichtet von Menschen, die den Weg der Heilung beschritten haben, und zeigt auf, dass der Pfad nicht ohne Schwierigkeiten, Veränderungen und Mut zu gehen ist und wie unterschiedlich er für jeden Menschen sein kann. Als wohltuend empfand ich, in dem Buch viel von Liebe, Hoffnung und dem Glauben an Heilung zu lesen.

Vor ein paar Jahren kam mir in einer Buchhandlung ein Buch mit dem provokanten Titel »Mut zur Heilung« (2002) von Caroline MYSS in den Blick. Der Titel verwirrte mich, denn schließlich wollen doch alle Menschen, die krank sind, wieder gesund und kraftvoll sein. Ich kaufte das Buch, und es wurde ebenfalls eines meiner Lieblingsbücher, auch wenn ich nicht allem zustimme, was dort geschrieben und vertreten wird. In den wiedergegebenen Interviews wird deutlich, dass es eine gehörige Portion Mut braucht, sich mit der eigenen Krankheit zu befassen. Noch größeren Mut brauchen aber die Menschen, die sich, bedingt durch ihre Krankheit, auf der Suche nach Heilung von ihrem bisherigen Weg abwenden. Plötzlich stehen sie vor einer neuen Aufgabe, für die es keine vorgezeichnete Richtung mehr gibt. Sie begeben sich allein in das Abenteuer ihrer Suche nach Gesundheit. Sicher können sie Hilfe erfahren, die Entscheidung aber, was für sie richtig und gut ist, müssen sie allein treffen, häufig gegen alle vorherrschenden Meinungen.

Um in schwierigen Zeiten Mut zu schöpfen und der in diesen Perioden besonders oft aufkommenden Befürchtung, dass eine Heilung bei einer Autoimmunerkrankung eben doch nicht stattfinden kann, zu entkommen, empfehle ich Ihnen »Auf dem Wege der Besserung. Schritte zur körperlichen und spirituellen Heilung« (2004) von O. Carl SIMONTON und »Mut zur Selbstheilung. Innere Körperreisen und Visualisierungen nach der Methode Wildwuchs« (2004) von Angelika KOPPE. Auch in diesen Büchern geht es nicht um Rheuma. Aber sie ermutigen den Leser, weil sie einerseits Wege aufzeigen, wie er aus einer Krankheit wieder herauskommen kann, andererseits aber auch die Zeiten der Resignation, die immer wieder aufkommen können, realistisch beschreiben und nicht beschönigen.

Ein Buch der neueren Zeit mit bedeutender Wirkung auf mein Gesamtwohlbefinden ist »Klopfen Sie sich frei!« (2003) von Rainer FRANKE und Ingrid SCHLIESKE. Meridian-Energie-Techniken, kurz M.E.T., ist eine Methode, die davon ausgeht, dass die Ursache eines seelischen und auch körperlichen Problems im Leben eines Menschen eine Unterbrechung im Energiesystem ist. Die Theorie, dass die Ursache von Krankheiten im Energiesystem des Menschen liegt, wurde hier schon mehrfach erwähnt. M.E.T. basiert auf den Erkenntnissen und Ergebnissen anderer energetischer Therapien. Die Geschehnisse, die zu solchen Unterbrechungen im Energiesystem führten, sind nicht zu korrigieren, sie sind unabänderlich. Doch die dabei eingetretenen Blockaden in den Energiebahnen (Meridianen) lassen sich mithilfe dieser Klopftechnik wieder auflösen.

Mich hat diese Methode sehr beeindruckt. Ich beschloss, sie kennenzulernen, um sie selbst zu testen. Sie blieb beeindruckend, und zwar so sehr, dass ich mich bei Rainer und Regina Franke zur M.E.T.-Therapeutin ausbilden ließ.

Die Theorie besagt, dass jedes emotionale und körperliche Leiden eine energetische Blockade in den 12 Meridianen darstellt. Demnach müsste auch ein körperliches Leiden wie Rheuma mit der Methode beeinflussbar sein. Leider gibt es noch zu wenig Erfahrungen, die eine klare Auskunft darüber geben können. Ob sich M.E.T. also auch als eine gute Methode für die Heilung oder Minderung von Rheuma erweist, muss die Zeit zeigen. Es ist in jedem Fall eine Methode, in die ich einige Hoffnung setze.

Ihre Gedanken, Ihre Notizen

Schlussbemerkungen

Anfänglich ging ich davon aus, dieses Buch nur zu schreiben, um anderen Menschen Mut zu machen. Ich war der Meinung, dass das Thema Rheuma mich nicht mehr selbst betrifft. Über viele Jahre hatte ich mich mit der Krankheit befasst, hatte wissen wollen, was sie mit mir zu tun hat und was ich ändern muss, um gesund zu sein. Ich hatte in der Zeit viel über mich erfahren und gelernt.

Umso mehr haben mich meine Empfindungen während der Arbeit an diesem Buch überrascht. Jedes Interview, auch die kurzen Gespräche im Anschluss, aktivierten Gefühle, von denen ich glaubte, dass ich sie längst überwunden hätte. Während ich die Tonbandaufnahmen in Schriftform übertrug, musste ich bei einigen Passagen immer mal wieder eine Pause einlegen. Die Geschichten berührten mich sehr stark. Ich konnte das Leid und die Schmerzen fühlen, ich empfand tiefes Mitgefühl, denn ich wusste noch, wie sich die Schmerzen anfühlten, und ich erinnerte mich an die damit verbundenen Ängste vor einer möglichen weiteren Verschlechterung meines Zustandes.

Aber auch Bewunderung und Achtung empfand ich. Bewunderung für die ungeheure Kraft, mit der meine Gesprächspartner und Gesprächspartnerinnen ihre Schmerzen und Behinderungen bewältigten, und Achtung für die, die sich täglich wieder ihren Schmerzen stellen mussten.

Zudem machten die Passagen der Interviews, in denen über die Angehörigen gesprochen wird, mir nochmals deutlich, wie stark deren Leben ebenfalls durch die Erkrankung Veränderungen unterworfen ist. Permanente Rücksichtnahme und Einschränkungen, hervorgerufen durch die Schmerzen und die körperliche Beeinträchtigung des Partners oder Verwandten, sind für eine Partnerschaft und ein Familienleben stark belastend. Sie werden für den Erkrankten jedoch oft genug zu Nebenerscheinungen, die er streckenweise durch sein eigenes Leid aus dem Blickfeld verliert.

Diesen Umstand habe ich erst viel später, als es mir wirklich wieder gut ging, erkennen können und vielleicht erst durch die Arbeit an diesem Buch tatsächlich verstanden. Ich weiß, dass ich an meiner Erkrankung nicht schuld war. Aber ich weiß auch, dass es für meinen Mann und meine Kinder eine schwierige Zeit mit mir war. Zwar habe ich mich bemüht, sie nicht so sehr mit meinen Schmerzen zu belasten, einfach so zu tun, als ob ich keine Schmerzen hätte, sie nicht wissen zu lassen, wie mein Zustand wirklich war. Doch das funktionierte nicht gut, die Aufmerksamkeit ihnen gegenüber war reduziert, denn ein Teil der Wahrnehmung war dem eigenen Schmerz gewidmet, auch dann, wenn ich es gerne verhindert hätte. Ich danke ihnen für all das Verständnis und die Unterstützung, die sie mir auf dem Weg, den ich gegangen bin, gegeben haben.

Von einigen Experten wurde mir gesagt, dass ich – genau wie einige andere der an Rheuma Erkrankten, die ich interviewte – nur durch Glück aus dem rheumatischen Geschehen herausgekommen bin. Falls das stimmen sollte, bin ich sehr dankbar für dieses Glück. Doch wenn es stimmt, dass jeder Mensch das Potenzial zur Heilung von Krankheiten mit auf die Welt bringt, dann ist diese Tatsache der Funke, der den Menschen Mut machen sollte, auch an die eigene Heilungschance von Rheuma zu glauben.

Mut dafür, weiterzusuchen, nicht aufzugeben, nicht zu resignieren. Mut zum Beiseiteräumen der Hindernisse, die da heißen: Resignation, Enttäuschung, Angst vor einer Manifestation oder gar Verschlechterung des Zustandes. Wenn Ihr Mut hierfür durch dieses Buch gestärkt wird, wenn Sie sich von dem einen oder anderen Bericht inspiriert fühlen und Sie wieder an eine Verbesserung Ihrer Gesundheit glauben können, wieder Hoffnung fassen, obwohl Sie schon resigniert hatten, wenn Sie sich wieder auf den Weg des Suchens begeben, dann hat dieses Buch seinen Sinn erfüllt.

Für Fragen und Anregungen stehe ich Ihnen über den Verlag gerne zur Verfügung: per E-Mail (rheuma@balance-verlag.de) oder per Brief. Dazu schicken Sie bitte einen frankierten Brief in einem Umschlag an BALANCE buch + medien verlag, Thomas-Mann-Str. 49a, 53111 Bonn.

Dank

Mein Dank geht an alle, die bei der Entstehung dieses Buches geholfen haben, auch dann, wenn sie hier nicht namentlich genannt werden.

An Norbert Pelzer, der die Idee in mir entfachte. An meine Interviewpartner und -partnerinnen, denn ohne die Geschichten dieser Männer und Frauen, die an ihrem Rheuma leiden, und ohne die wertvollen fachlichen Auskünfte der Ärzte und Heilpraktiker wäre das Buch nicht geschrieben worden.

Ein ganz besonders herzliches Dankeschön geht an meinen Mann Gerhard. Seine Unterstützung, seine kritischen Fragen und seine Korrekturen waren stets eine sehr wertvolle Hilfe.

An Inga Tönnies, die mich mehrfach ermutigte, meine eigene Geschichte ausführlicher und nicht zu sachlich zu schildern. Gabi Paul stand mir zur Seite, sie half mit einem Tee, wenn ich entmutigt war. Rüdiger Marx für das wunderschöne Coverfoto. Und natürlich an meine Lektorin Edda Hattebier, denn ihr verdanke ich den sprachlichen Schliff für die Endfassung des Buches. Vielen Dank auch an meine Ansprechpartnerinnen im Verlag, von ihnen fühlte ich mich gut betreut.

Anhang

Literatur

BACHMANN, Robert M. (1988): Rheumaschmerzen natürlich behandeln. München.

BÄKER, Bernard A. (1991): Alles über Gelenkerkrankungen. Arthritis – Arthrose – Gelenkrheuma. München.

CHANG, Stephen T. (2001): Das Tao der ganzheitlichen Selbstheilung. München.

CHIA, Mantak (1987): Tao Yoga des Heilens. Interlaken.

DERESKEY, Ladislaus S. (1988): Was tun, wenn Rheuma plagt? Bergisch Gladbach.

DETHLEFSEN, Thorwald; DAHLKE, Rüdiger (1998): Krankheit als Weg. Deutung und Be-deutung der Krankheitsbilder. München.

DIAMOND, John (2001): Die heilende Kraft der Emotionen. Kirchzarten.

ENGLISCH, Otto (1984): Rheuma, Gicht, Arthrose und ihre Heilbehandlung. Michelau.

FISCHER-RESKA, Hannelore (2003): Die Entsäuerungsrevolution. Endlich richtig entgiften! München.

FRANKE, Rainer; SCHLIESKE, Ingrid (2003): Klopfen Sie sich frei! M.E.T. Meridian-Energie-Techniken. Tutzing.

GACH, Michael (1995): Aku-Yoga. Gesund durch freien Fluß der Lebenskräfte. Ein praktisches Übungsbuch. München.

HANNA, Thomas (2000): Beweglich sein – ein Leben lang. Die heilsame Wirkung körperlicher Bewusstheit. Mit einem Übungsprogramm. München.

HENDEL, Barbara; FERREIRA, Peter (2001): Wasser & Salz. Urquell des Lebens. Über die heilenden Kräfte der Natur. Herrsching.

HERTZKA, Gottfried; STREHLOW, Wighard (1987): Handbuch der Hildegard-Medizin. Freiburg.

HOFFMANN, Klaus (1997): Rheuma heilt man anders. Teil 1. Rheine.

HOFFMANN, Klaus (2001): Rheuma heilt man anders. Teil 2. Rheine.

JOHNSON, Richard L. (1990): Ich schreibe mir die Seele frei. Der Weg zur schöpferischen Fülle. Freiburg.

KIRCHMANN, Karl (1976): Biochemie. Lexikon nach Dr. Schüssler. Ein Lehr- und Verordnungsbuch. Hamburg.

KOPPE, Angelika (2004): Mut zur Selbstheilung. Innere Körperreisen und Visualisierungen nach der Methode Wildwuchs. Würzburg.

MARTINA, Roy (2002): Emotionale Balance. Burgrain.

Mobil. Mitgliederzeitschrift der Deutschen Rheuma-Liga. Ehrlich & Sohn GmbH & Co. Erscheinungsweise: 2-monatlich.

MYSS, Caroline M. (2002): Mut zur Heilung. Wie Sie Ihre Energien nutzen, um gesund zu werden. München.

NIESTROJ, Irmgard (2001): Rheuma-Stopp. Gesund durch neue Heilmethoden. München.

PORZSOLT, Franz (2003): Was nichts nützt, gehört abgeschafft. In: GEO Magazin. Heft Oktober, S. 57 ff.

SCHROTT, Ernst; SCHACHINGER, Wolfgang (2002): Gelenk- und Rheumaschmerzen müssen nicht sein. Kamphausen.

SIEGEL, Bernie (1991): Mit der Seele heilen. Gesundheit durch inneren Dialog. Düsseldorf.

SIMONTON, O. Carl (2004): Auf dem Wege der Besserung. Schritte zur körperlichen und spirituellen Heilung. Reinbek.

TULKU, Tarthang (1981): Selbstheilung durch Entspannung. Kum Nye. Bern und München.

WEIL, Andrew (1988): Heilung und Selbstheilung. Über konventionelle und alternative Medizin. Weinheim und Basel.

WEIL, Andrew (1995): Spontanheilung. Die Heilung kommt von innen. München.

WEIL, Andrew (1997): Heilung aus eigener Kraft. Die Selbstheilungskräfte des Körpers aktivieren. München.

WILBER, Ken (1996): Mut und Gnade. München.

Adressen

Deutschland
Arthrose-Selbsthilfe
Eckhard K. Fisseler (Sprecher)
Am Mühlenberg 2
34587 Felsberg
Tel. 05662 408851
www.arthroseselbsthilfe.de

Deutsche Arthrose-Hilfe e.V.
Postfach 11 05 51
60040 Frankfurt/M.
Tel. 06831 9466-77
www.arthrose.de

Deutsche Rheuma-Liga Bundesverband e.V.
Maximilianstr. 14
53111 Bonn
Tel. 0228 766060
www.rheuma-liga.de

Deutsche Vereinigung Morbus Bechterew e.V. (DVMB)
Bundesverband
Metzgergasse 16
97421 Schweinfurt
Tel. 09721 22033
www.bechterew.de

Kinder-Rheumastiftung

Pitzausstr. 12

82467 Garmisch-Partenkirchen

Tel. 08821 701-144

www.kinder-rheumastiftung.de / www.rheuma-kids.de

rheuma-online e.K.

Gabriele Langer

Mühlenstr. 117

40668 Meerbusch

Tel. 02150 707180

www.rheuma-online.de

Rheumawelt

BSMO Business Solutions Medicine Online GmbH

Schwedter Str. 263

10119 Berlin

Tel. 0800 8812222

www.rheumawelt.de

(mit Unterstützung der Firma Wyeth Pharma GmbH)

Verein zur Förderung und Unterstützung rheumatologisch er-
krankter Kinder, Jugendlicher und deren Familien e.V.

Westtor 7

48324 Sendenhorst

Tel. 02526 3001175

www.kinderrheuma.com

Österreich
Österreichische Rheumaliga
Mahlerstr. 3/2/7
1010 Wien
Tel. 0699 15541679
www.rheumaliga.at
Die Österreichische Rheumaliga unterhält mit rheuma-online.at
ein weiteres Internetportal, das von der Wyeth Lederle Pharma
GmbH gesponsort wird. Rheuma-online.at ist nach eigenen An-
gaben die größte deutschsprachige rheumatologische Informati-
onsplattform im Internet.

Schweiz
Rheuma Schweiz
Geschäftsstelle: Pomcany's Marketing AG
Aargauerstr. 250
8048 Zürich
Tel. 044 4961010
www.rheuma-schweiz.ch
Rheuma Schweiz wird durch die Zusammenarbeit verschiedens-
ter Verbände getragen. Neben der Schweizerischen Gesellschaft
für Rheumatologie wirken z.B. auch die unten genannte Rheumaliga Schweiz, die Schweizerische Vereinigung Morbus Bechterew und die Schweizerische Poliarthritiker-Vereinigung mit.

Rheumaliga Schweiz
Josefstr. 92
8005 Zürich
Tel. 044 4874000
www.rheumaliga.ch

Schweizerische Gesellschaft für Rheumatologie
c/o Rheumaliga Schweiz
www.rheuma-net.ch

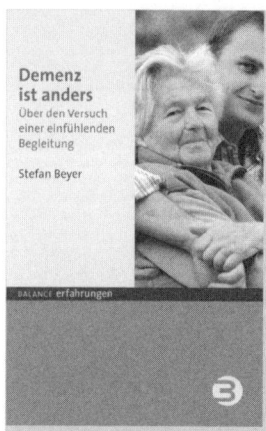

Stefan Beyer
Demenz ist anders
Über den Versuch
einer einfühlenden Begleitung
BALANCE erfahrung
ISBN 978-3-86739-020-0
150 Seiten, 14,90 Euro

Wenn von Alzheimer oder Demenz die Rede ist, fällt jedem sofort die schwierige Seite der Pflege ein. Dass Demenz ganz anders sein kann, erlebte Stefan Beyer, als er sich auf die Betreuung seiner Mutter einließ: »Es stellte sich heraus, dass ich den Umgang mit meiner Mutter während ihrer Demenz oft persönlich bereichernd finden konnte, in gewisser Hinsicht sogar interessanter als vor der Erkrankung! Dieses Erleben der Beziehung zu meiner Mutter, das den gängigen Vorurteilen widerspricht und anscheinend auch von dem Erleben vieler anderer pflegender Angehöriger abweicht, möchte ich erklären, so dass es für den Leser möglichst einfühlbar und nachvollziehbar werden kann. Ich könnte auch sagen: Ich habe in diesem Buch nach dem Ende der Pflegezeit das aufgeschrieben, was ich gerne am Anfang dieser Zeit irgendwo gelesen hätte.« Zwar hatte Stefan Beyer den Vorteil einer pädagogischen Ausbildung, doch seine einfühlende Begleitung, die er auf Grundlage psychologischer Begleitungsstrategien entwickelt hat, kann nahezu jeder – auch ohne professionellen Hintergrund - sofort umsetzen. Ein Buch, das Angehörigen Demenzkranker zeigt, wie man bis zuletzt in Kontakt bleiben und die Pflege für beide Seiten angenehmer und leichter machen kann.

BALANCE buch + medien verlag

www.balance-verlag.de • mail: info@balance-verlag.de

Die Seele zum Schwingen bringen
Geschichten aus der Musiktherapie

E.-M. Brettschneider • L. Debus • M. Lenz

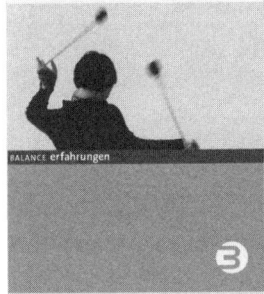

Eva-Maria Brettschneider,
Lutz Debus, Martin Lenz
Die Seele zum Schwingen bringen
Geschichten aus der Musiktherapie
mit Illustrationen von Hans Holtschke
BALANCE erfahrung
ISBN 978-3-86739-036-1
140 Seiten, 14,90 Euro

Spätestens seit dem überwältigenden Erfolg des Films »Rhythm is it!«, der
mitreißenden Dokumentation über ein Tanzprojekt mit »Problemkindern«,
weiß jeder: Musik verändert Leben. Auch die Geschichten in diesem Buch
erzählen von zauberhaften Momenten und kleinen Wundern in der Musiktherapie und warum diese Arbeit so viel Spaß macht. Sie zeigen, wie Musiktherapie wirkt und was sie erreichen kann – wenn Worte nicht mehr helfen.
Sie erzählen von verletzten Kindern, verstummten Frauen, zornigen Män-
nern, die mithilfe von Musik, Spiel und Bewegung unterstützt werden, Veränderungen in ihrem Leben zu gestalten. Viele von ihnen lernen durch die
Musik erstmalig, ihre eigenen Wünsche und Bedürfnisse auszudrücken und
zu vermitteln – wenn es sein muss mit Pauken und Trompeten.
»Unser Anliegen ist es, Menschen dabei zu unterstützen, wieder Verände-
rungen in ihrem Leben zuzulassen und zu gestalten. Unser Weg ist das
Spielen. Egal ob mit Instrumenten, mit Rollen, mit Geschichten, mit der
Stimme, mit gestalterischen Mitteln – das Spiel ist das Medium, mit dem
Beziehungen gestiftet, mit dem Not ausgedrückt und mit dem Veränderun-
gen geplant werden.«
Aus dem Vorwort der Autoren

BALANCE buch + medien verlag
www.balance-verlag.de • mail: info@balance-verlag.de

Ilona Ahrlich
Rheuma kann auch wieder gehen
1. Auflage 2008
ISBN 978-3-86739-030-9

Die Deutsche Bibliothek verzeichnet diese Publikation in
der Deutschen Nationalbibliografie; detaillierte bibliografische
Daten sind im Internet über http://dnb.d-nb.de abrufbar.

© BALANCE buch + medien verlag GmbH & Co. KG, Bonn 2008
Lektorat: Edda Hattebier, Büro für Korrektur und Text, Münster
Umschlagkonzeption: p.o.l. kommunikation design, Köln
unter Verwendung eines Fotos von Rüdiger Marx, Hamburg
Layoutkonzept: Iga Bielejec, Nierstein
Satz: Walburga Fichtner, Köln
Gesetzt aus der Sabon im Farbton HKS 90
Druck und Bindung: CPI – Clausen & Bosse, Leck
Zum Schutz von Umwelt und Ressourcen wurde für dieses Buch
FSC-zertifiziertes Papier verwendet:

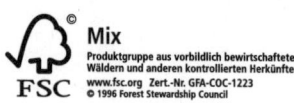

Mix
Produktgruppe aus vorbildlich bewirtschafteten
Wäldern und anderen kontrollierten Herkünften
www.fsc.org Zert.-Nr. GFA-COC-1223
© 1996 Forest Stewardship Council